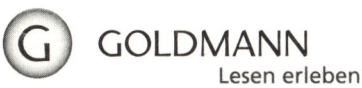

GOLDMANN

Lesen erleben

Buch

Die engagierte Gesundheitsberaterin und Bestsellerautorin Barbara Rütting öffnet ihre ganz persönliche Hausapotheke: Von A wie Akupressur
bis Z wie Zungenschaber fasst sie ihre über viele Jahre gesammelten besten Tipps aus verschiedensten Kulturen und Traditionen zusammen, die
helfen, gesund alt zu werden. Sie berichtet, was ihr nach ihrem Burn-out
geholfen hat, wieder auf die Beine zu kommen, und wie sich die Umstellung auf eine vegane Ernährung im Alltag auswirkt. Die sehr persönlichen
Erfahrungen und Anekdoten aus Barbara Rüttings Leben veranschauli-
chen, dass jeder sich bewusst für eine gesunde Lebensweise entscheiden
kann und die Verantwortung für sich selbst, aber auch für alle anderen
Lebewesen übernehmen sollte.

Autorin

Barbara Rütting, erfolgreiche Schauspielerin, Bestsellerautorin und Gesundheitsberaterin, gibt ihre Erkenntnisse in Sachen Gesundheit seit
Jahrzehnten in Büchern und Vorträgen an unzählige Menschen weiter.
Sie engagiert sich darüber hinaus aktiv im Umwelt- und Tierschutz und
war Abgeordnete im Bayerischen Landtag. Die Autorin lebt mit Hund
und Kater in einem Dorf im Spessart.

Außerdem von Barbara Rütting im Programm

Essen wir uns gesund (16634)

Barbara Rütting

Was mir immer wieder auf die Beine hilft

GOLDMANN

> *»Wir sind glücklich,*
> *wenn wir in etwas Größerem aufgehen,*
> *als wir selbst sind.«*

Teilhard de Chardin

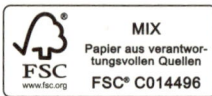

MIX
Papier aus verantwortungsvollen Quellen
FSC® C014496

Verlagsgruppe Random House FSC® N001967
Das für dieses Buch verwendete FSC®-zertifizierte Papier *Classic 95*
liefert Stora Enso, Finnland.

3. Auflage
Vollständige Taschenbuchausgabe September 2014
Wilhelm Goldmann Verlag, München,
in der Verlagsgruppe Random House GmbH
© 2012 nymphenburger in der F. A. Verlagsbuchhandlung GmbH, München.
www.nymphenburger-verlag.de / www.herbig.net
Alle Rechte vorbehalten.
Umschlaggestaltung: Uno Werbeagentur, München, unter Verwendung
eines Entwurfs von www.atelier-sanna.com, München
Umschlagmotiv: Norbert Hellinger, München
Bildredaktion: Melanie Greier
Satz: Buch-Werkstatt GmbH, München
Druck und Bindung: GGP Media GmbH, Pößneck
CB · Herstellung: IH
Printed in Germany
ISBN 978-3-442-17406-5
www.goldmann-verlag.de

Besuchen Sie den Goldmann Verlag im Netz

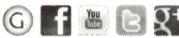

Inhalt

Vorwort
Nie anfangen aufzuhören – und nie aufhören anzufangen!   11

1. Teil
Burn-out
Wenn die Seele die Sprache verliert, fängt der Körper
an zu schreien   18
Wie es dazu kam   18
Das war 2006 passiert   19
Neuanfang   26

2. Teil
Du bist, was du isst
Das A und O – eine vegetarische vollwertige Ernährung   28
Brauchen wir Nahrungsergänzungsmittel?   32
Wer oder was ist eigentlich ein Vegetarier?   33
Kalzium und Eiweiß – für Vegetarier doch kein Problem!   34
Wo bekomme ich als Vegetarier oder gar Veganer
mein Kalzium und Eiweiß her?   37
Butter oder Margarine?   38
Was hat es mit den Omega-3-Fettsäuren auf sich?   40
Wasser und Salz – lebensnotwendig.   42

3. Teil
Was sonst noch Körper und Seele zusammenhält

Die ABWEHRKRÄFTE – wie man sie stärken kann ... 46

SelbstAKUPRESSUR – wo drücke ich wann? 48

Richtiges ATMEN – und was es bewirkt 52

AUGENÜBUNGEN – mit Ausdauer die Augen
stärken 53

AYURVEDA, die Wissenschaft vom langen Leben 58

In der Handtasche immer dabei: DR. BACHS
NOTFALLTROPFEN........................... 61

Auch BERÜHRUNGEN können heilen 62

Die CHI-MASCHINE – eine Wohltat für die
Wirbelsäule 62

Die DAUERBRAUSE – einfach und genial 64

Fast schon Alltagsleiden: DEPRESSIONEN, Ängste
und Sorgen.. 66

ENTSCHLEUNIGEN heißt die neue Zauberformel 69

Können ERDSTRAHLEN krank machen? 71

ERKÄLTUNGEN müssen nicht sein 75

FASTEN heißt nicht hungern 78

FREITOD – darf ich mir das Leben nehmen? 81

Zeigt her eure FÜSSE 83

Lasst die GELENKE frohlocken 84

Die GLÜCKLICHMACHER Banane, Nüsse und
Schokolade.. 85

Auf dem Weg zur königlichen HALTUNG heißt es:
Kopf hoch! 87

HEILERDE – eines der ältesten Naturheilmittel 88

HERZ-KREISLAUF-PROBLEME begleiten mich seit
meiner Kindheit   89
Bei kleinen Unpässlichkeiten HOMÖOPATHIE zu Rate
ziehen   91
INKONTINENZ – wie man vorbeugen kann   96
KNEIPP – das heißt nicht nur kaltes Wasser   96
Was tun bei KOPFSCHMERZEN und Migräne?   99
Krank durch KRÄNKUNG 102
LACHEN ist die beste Medizin 105
MEDITATION – wenn ja, warum?. 111
MUDRAS – die faszinierende Welt der Hände. 113
Hildegard von Bingens NERVENKEKSE 115
Das NICKERCHEN – ein lebensverlängerndes Elixier. . 117
P wie PAUSE 117
PHYTOTHERAPIE in der Küche. 118
POSITIVES DENKEN – seine Kraft und seine Grenzen 127
QI-GONG-ÜBUNGEN – halten die Säfte im Fluss 129
RHEUMA? Habe ich heute »im Griff« 136
Die SAUNA – wer zur Sauna hingehen kann, kann
auch hineingehen 137
SCHLAFLOS – nicht nur in Seattle 139
SCHÖN – ich soll schön sein? Ich? 143
SINGEN nicht vergessen! 148
Meine TIERE – meine Heiler 148
TINNITUS vorbeugen 149
Mit TRIMILIN und Pezziball den Kreislauf ankurbeln . . . 151
TRINKEN Sie genug?. 151
Der TOD – Feind oder Freund? 153

Gibt es ein Leben nach dem Tod? 155
Keine VERKALKUNG dank Knoblauch und Zitrone . . 157
Die WÄRMFLASCHE – Trösterin in allen Lebenslagen 159
(Über-)Lebenshilfe YOGA 159
Sechs weitere wichtige Übungen für die Wirbelsäule: . . . 168
Der ZAPPELPHILIPP oder die Restless Legs 173
Und schließlich: der Bakterienkiller
ZUNGENSCHABER! 173

4. Teil
»Prüfet alles – und das Gute behaltet«

Stimmt die Richtung noch? 176
Tiereiweißfrei oder vegan, das ist hier die Frage 178
Die Leiden der neuen Veganerin 181
Ich wollt', ich wär vegane Rohköstlerin … ein Rückblick 183
Wer soll denn nun was zu welcher Tageszeit essen
und warum? 185
Kann denn Essen Sünde sein? 188
Kann ich essen, was mich mit solchen Augen ansieht? . . 189

Schluss

Zu guter Letzt – die Liste der berühmten
»famous words«, um zwei erweitert 194
Dank 195
Die Autorin 196
Literaturempfehlungen 198
Adressen 201
Register 204

Kennen Sie die Geschichte
von der Hummel?

Nach wissenschaftlichen Erkenntnissen
ist die Hummel viel zu schwer, um fliegen zu können.
Wie kommt es, dass sie trotzdem fliegt?
Weil sie es nicht weiß!
Oder weil sie sich vielleicht nicht darum schert,
was andere von ihr denken, die ihr nicht zutrauen,
dass sie fliegen kann.
Also fliegen wir doch wie die Hummel!

Vorwort

Nie anfangen aufzuhören –
und nie aufhören anzufangen!

Wer so alt geworden ist wie ich, hat sich natürlich nicht immer seines Lebens erfreut. Sie sind mir durchaus vertraut, die Tage und Nächte voller Selbstzweifel, Mutlosigkeit, Angst, Trauer, Depressionen, Lebensüberdruss, Todessehnsucht. Ich habe es schon oft erzählt: Gerade sieben Jahre war ich alt, da berichtete meine Mutter, Religionslehrerin unserer Zwergschule, von der Kreuzigung Jesu. Ich war derartig geschockt, dass ich mit einer Art Nervenzusammenbruch ins Bett gesteckt werden musste. In einer Welt, in der Menschen so etwas tun, einen anderen ans Kreuz nageln, wollte ich nicht leben.

Wer derartig empfindsam ist, kann das zwar auch schöne, aber doch auch schrecklich brutale Leben eigentlich nicht ertragen. Länger als zwanzig Jahre wollte ich es auf keinen Fall aushalten. Wie Sie sehen, hat das nicht geklappt. Ich musste mich immer wieder aufrappeln, nicht aufzugeben. Heute kann ich sagen: Es hat sich gelohnt durchzuhalten. Ich fühle mich als zwar kleines, aber wichtiges Glied in dieser einen Weltengemeinschaft, zu deren Glück ich ein bisschen beitragen möchte.

Noch nie zuvor hat die Menschheit über ein derartig reiches Angebot an Ratschlägen verfügt, um gesund, vital und glücklich zu sein. Doch wie weit sind wir davon entfernt! Wie oft habe ich selbst festgestellt: Das Leben ist so schwer! Ich kann ja gar nicht mehr lachen!

Ich bin bis nach Indien gefahren, um wieder lachen zu lernen. Und habe mich dann für ein Leben ohne Sicherheit entschlossen, bereit, immer wieder aufs Neue infrage zu stellen, was mir als Verhaltensmuster irgendwann übergestülpt worden war – sei es durch das Elternhaus, die Erziehung, die Schule, die sogenannte Gesellschaft – oder durch mich selbst, weil ich ja ein liebes Kind sein wollte. So hinterfrage ich täglich: Bin ich die, für die ich mich halte? Und versuche abzustreifen, was nicht (oder nicht mehr) zu mir passt.

Das ist nicht gerade einfach, aber spannend.

Man braucht gar nicht nach Indien zu fahren. Überall finden sich Lebenshilfen in Hülle und Fülle. Dennoch: An den Haaren aus dem Sumpf ziehen muss ich mich selbst – Verantwortung für die eigene Gesundheit übernehmen muss ich selbst, auch heilen muss ich mich letzten Endes selbst. Also wie fangen wir es an, schön gesund zu bleiben? Oder es wieder zu werden?

Teresa von Avila hat es wunderschön ausgedrückt: »Tu deinem Körper Gutes, damit deine Seele Lust hat, darin zu wohnen.«

Aber tun wir alles, damit unsere Seele sich wohlfühlt? Wie viel kostbare Zeit vertrödeln wir mit unnötigen Sorgen! Es scheint, als bräuchten wir immer wieder Krankheiten oder andere Schicksalsschläge, um zu erkennen, was wirklich wichtig ist, um nicht am Gestern zu kleben und sich um das Morgen zu sorgen, sondern ganz im Hier und Jetzt zu leben.

Als junge Frau litt ich an Rheuma: die Folge falscher Ernährung, verstärkt durch seelische Belastung und nicht ausgelebte Aggressionen. Das Rheuma habe ich heute »im Griff«. Sogar einen Burn-out mit heftigen Depressionen habe ich überstanden. Der Frust, als Abgeordnete im Bayerischen Landtag so gut wie nichts bewirken zu können, hat mich fast umgebracht – da reichen auch Frischkornbrei und Melissentee nicht mehr aus. Marcumar und Betablocker hätte ich schlucken sollen bis ans Lebensende – ich, als Gesundheitsapostelin! Was aber brachte die Rettung? Die radikale Änderung der Lebensumstände. Mit zweiundachtzig habe ich noch einmal ganz neu angefangen, habe mein Abgeordnetenmandat zurückgegeben, bin umgezogen in ein kleines Dorf im Spessart und obwohl ich von Natur aus alles andere als robust bin, geht es mir heute mit über achtzig besser als mit dreißig.

Wenn ich mir jedoch meine Altersgenossinnen ansehe: Bandscheibenschäden, Bypässe, Depressionen, künstliche Hüften, Schrittmacher, Hörgeräte, Osteoporose. Das alles soll »altersbedingt« sein, gar »unabwendbares Schicksal«?

Ich behaupte, nein.

Was mich immer wieder auf die Beine gebracht hat, kann auch anderen Menschen helfen.

Es gilt vor allem, immer wieder die Lebensenergie zum Fließen zu bringen und die Abwehrkräfte zu stärken.

Das A und O sind eine gute Verdauung und eine flexible Wirbelsäule. Mehr denn je bin ich überzeugt, dass die vegetarische Vollwertkost die beste Ernährungsform ist. Dazu gehören richtiges Atmen, genügend Bewegung in frischer Luft, Gymnastik, Phytotherapie in der Küche, Meditation und vieles mehr, was ich in diesem Buch beschreibe. Tinnitus kann man ebenso vorbeugen wie Inkontinenz, und vor Verkalkung bewahrt uns die äußerst wirksame Knoblauch-Zitronen-Kur.

Ein pralles Leben führen hält gesund. Lachen und Weinen, Freude ins Leben bringen, neugierig bleiben, für andere da sein, dankbar sein. Manchmal hilft auch etwas so Einfaches wie die gute alte Wärmflasche.

Hören wir auf, uns mit anderen zu vergleichen. Andere sind immer schöner, klüger und was weiß ich. Eine Bekannte bemerkte einmal über eine andere: Die sieht von hinten noch besser aus als ich von vorn!

Genießen wir doch besser unsere Einzigartigkeit. Geben wir unsere Schwächen zu, unsere Verletzlichkeit, anstatt sie zu verbergen, wie das »gesellschaftlich« üblich ist.

Ich bin weder perfekt noch topfit und will auch nicht perfekt und topfit sein müssen. Ich bin alt – und das ist gut so!

Ihre
Bobara Wittsny

Burn-
out

Wenn die Seele die Sprache verliert, fängt der Körper an zu schreien

Es ist erstaunlich, wie viele Menschen heute unter burn-out-ähnlichen Zusammenbrüchen leiden, und zwar quer durch alle Bevölkerungsgruppen. Ihre Zahl nimmt rapide zu, und es trifft immer mehr junge Menschen.

Ich schildere meinen Burn-out und das (fast) Wiedergesunden im Folgenden so ausführlich, um meinen LeidensgefährtInnen Mut zu machen, nicht aufzugeben.

Wie es dazu kam

Anfang Februar 2009 muss ich es mir endlich eingestehen: Ein Burn-out ist nicht mehr zu leugnen.

Meinen ersten Zusammenbruch im Juni 2006 im Zug hatte ich verdrängt, auf fehlenden Netzfreischalter, geopathische Zonen am Bett, Strahlung durch den Computer geschoben. Das alles waren jedoch nur zusätzliche Krankmacher. Die wirkliche Ursache: meine Arbeit als Abgeordnete im Bayerischen Landtag erschien mir schon damals als zunehmend sinnlos. Ich habe jedoch versucht, dieses Eingeständnis durch noch mehr Action nicht ins Bewusstsein gelangen zu lassen.

Das war 2006 passiert

Totaler Zusammenbruch. Und noch dazu im Zug – acht Uhr drei ab Bernau am Chiemsee, meinem damaligen Wohnort, zum Münchner Ostbahnhof. Eine Besuchergruppe erwartet mich im Landtag zu den üblichen Ritualen: einem Film über den Landtag, dem Besuch von Ausschuss oder Plenum, einem Gespräch und gemeinsamem vegetarischen Mittagessen in der Landtagsgaststätte mit »ihrer« Abgeordneten, nämlich mir, von der erwartet wird, dass sie wieder mal das (selbst geschaffene?) Klischee der strahleäugigen, immer gut gelaunten, nie alternden Mutmacherin bedient; was mir zunehmend schwerer fällt.

Im Zug muss ich alle paar Minuten auf die Toilette, um mich zu übergeben, was eine Frau ermuntert, hinter mir herzusagen: »Sie müssen aber oft!«

Wieder auf meinem Platz, wird mir so schwindlig, dass ich dummerweise aufstehe, um eine Ärztin, die ich im Nebenabteil weiß, um Hilfe zu bitten – höre noch den Knall, wie ich auf dem Gang auf irgendein Eisenteil aufschlage, dann gnädige Ohnmacht.

Als ich wieder zu mir komme, hat man mich auf die Sitzbank gelegt und einen Notarztwagen zum Ostbahnhof bestellt. Dort angekommen, werden die Mitreisenden aufgefordert, den Zug zu verlassen, in die S-Bahn umzusteigen.

Der Krankenwagen bringt mich ins nächste Krankenhaus: Rippenprellung, eine Rippe angebrochen, vermutlich Gehirnerschütterung, am rechten Ellenbogen ist meine Kostümjacke blutdurchtränkt. Ich bitte, die Fraktion anzurufen, da ich die Besuchergruppe nicht betreuen kann.

Später kommt meine Mitarbeiterin, um mich nach Hause zu fahren.

Nach diesem Ereignis rapple ich mich auf und mache weiter. Ein paar Spritzen von meinem Heilpraktiker – und am Tag darauf bin ich wieder in meinem Büro im Landtag. Ich werde 2008 sogar wiedergewählt und nehme die Wahl an – kann doch meine WählerInnen nicht im Stich lassen!

Obwohl die Zusammenbrüche sich häufen, bekommt niemand im Landtag etwas mit, denn ich fehle nicht einen Tag.

Anfang Februar 2009 ist es dann endgültig aus. Nichts geht mehr. Ich bin nicht länger dabei, kaputtzugehen, ich bin kaputtgegangen.

Das Herzflimmern ist fürchterlich, eine Herzklappe funktioniert nicht mehr, der Rhythmus ist außer Rand und Band. Wie schon einmal vor zwei Jahren bin ich wieder zu Marcumar und Betablocker verdonnert, wovon mir übel wird. Das Weglassen der Medikamente kann jedoch zu einem Blutpfropf führen und dieser wiederum zu einem Schlaganfall. Na fein. Und so etwas passiert mir, die ich ständig den Leuten erzähle, wie sie sich gesund essen, gesund atmen, lachen und weinen können!

Dazu kommt eine starke Antriebsarmut. Ich stehe total neben mir. Die einfachsten Tätigkeiten im Haushalt wie Staub saugen, Essen zubereiten, alles wird zu einer unüberwindlichen Hürde, ständig fällt mir etwas aus den Händen. Ähnlich muss es Alzheimerpatienten gehen, die mit der Gießkanne das mit einem Blumenmuster überzogene Bett begießen, in der Annahme, es sei eine Wiese.

Die Vorstellung, einen Koffer packen zu müssen, ein abgebrochener Flaschenkorken, eine umgekippte Tasse Tee, Klingeln an der Tür lösen Panik aus. Mir ist schwindlig, neben Wortfindungsschwierigkeiten quälen mich Gleichgewichts- und Sehstörungen, die Umrisse des Briefträgers zerfließen vor meinen Augen, die Namen der nächsten Freunde fallen mir nicht mehr ein. Spricht mich jemand an, bin ich einem Weinkrampf nahe. Alles ist zu viel. Ich möchte mich nur noch im Bett verkriechen, die Decke über den Kopf ziehen, nicht mehr aufwachen, tot sein.

Innerhalb von ein paar Wochen nehme ich zehn Kilo ab. Dieses vergrämte Gesicht, diese erloschenen Augen, streichholzdürren Ärmchen und Beinchen sollen Teil von mir sein?

Bei Schlagerstars gehen die Alben nach deren Tod angeblich besonders gut. Aber würde nach meinem Hinscheiden noch irgendjemand das Barbara-Rütting-Brot essen wollen? Die großsprecherischen Bücher lesen? Einige könnte man vielleicht umtiteln, zum Beispiel in »Lachen Sie sich tot!«. Das Buch Ich bin alt und das ist gut so« in »Ich bin tot und das ist gut so – Barbara Rütting plaudert aus dem Jenseits« … exklusiv in Ihrer Sonntagszeitung …

Ich möchte mich unter der Bettdecke verkriechen, auflösen, aus dieser Welt verschwinden, nachdem nun auch noch mein geliebter junger Hund Osho durch einen ärztlichen Kunstfehler auf grässliche Weise umgekommen ist. Todessehnsucht. Wäre da nicht Buddhina, meine letzte, schon recht alte Hündin – sie darf ich nicht verlassen. Solange sie lebt, muss ich durchhalten.

Nach dem ersten Kollaps hätte ich es eigentlich verstehen müssen. Wie viele Signale braucht der Mensch, bis er endlich begreift?

Ich teile dem Vorstand der Grünen mit, dass ich mein Mandat wohl zurückgeben müsse. Der Vorstand schlägt mir vor, ich solle Urlaub nehmen, mich richtig auskurieren, Urlaub bis Ostern, wenn es sein muss, oder noch länger, andere Abgeordnete machten das ja auch, und dann weitermachen, mit weniger Einsatz.

Es stimmt: Ich hatte mir mehr aufgebürdet, als ich hätte müssen, hatte den Ehrgeiz, nicht einen Tag im Landtag zu fehlen – euch werde ich es zeigen! Und das hat sie auch geschafft, die alte Schachtel, in all den Jahren nicht einen Tag gefehlt.

Oder ist es meine Pflicht, trotz allem weiterzumachen? Ist das eine Prüfung, die ich durchstehen muss? Ich bin schon wieder unsicher. Wenn ich jetzt, nach dem gewaltigen Einsatz im Wahlkampf, aufhöre, enttäusche ich meine Wähler und Wählerinnen, werden die Tiere überhaupt keine Stimme mehr haben im Landtag. Wie stolz war ich über die Meldung im »Bernauer Blättchen«: »Der hohe Anteil der Grünen mit fast achtzehn Prozent ist wohl auf die Popularität der Bernauer Abgeordneten Barbara Rütting zurückzuführen!«

Eine andere Zeitung hatte nach meinem Wahlerfolg sogar von einem »grünen Band rund um den Chiemsee« berichtet.

Ohne Mandat werde ich nicht mehr dieses Forum haben, kein Büro, keine Mitarbeiter, kein Budget, verliere eine tolle Pension, werde wieder die Einzelkämpferin sein, die ich vorher war.

Ich versuche, wie bisher meine Newsletter und Meldungen auf die Homepage zu bringen, spüre jedoch immer stärker, dass ich wohl kapitulieren muss.

Das Gefühl, versagt zu haben, gescheitert zu sein, macht sich in mir breit.

Vielleicht sollte ich eine Mediatorin um Rat fragen?

Ich bitte in der Fraktion um Bedenkzeit – und zwei Tage später den Anwalt, beim Landtag den Antrag auf vorzeitige Beendigung meines Mandats einzureichen.

Ich habe mir die Entscheidung wahrlich nicht leicht gemacht. Aber es gibt keine Alternative. Ich höre auf, weil ich weder vor meinen WählerInnen noch vor mir selbst verantworten kann, weiter diesem hohen Haus anzugehören, wenn ich darin so wenig bewirken kann.

Es ist gut und richtig so. Nicht ich habe entschieden – ES hat entschieden. Ich bin erleichtert.

Man schlägt vor, ich solle im Plenum eine Abschiedsrede halten, was aus protokollarischen Gründen dann doch nicht möglich ist – ganz sicher besser so. Die Fraktion will sich mit einer Feier von mir verabschieden, doch auch eine Feier wird es nicht geben – zu schmerzlich. Was sollte man feiern?

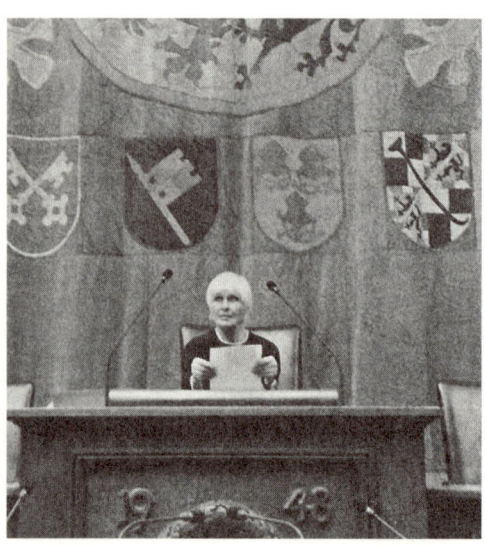

Ich werde den Landtag gar nicht mehr betreten. Werde »gehen, ohne mich noch einmal umzusehen …« (eines meiner liebsten Osho-Zitate).

Wie in Trance bin ich in ein kleines Haus im Spessart umgezogen, in die Nähe der Klinik, in der ich früher meine Fastenkuren durchführte. Wie in Trance habe ich mir das Scheitern im Landtag und meine Verzweiflung in dem Buch »Wo bitte geht's ins Paradies? Burn-out einer Abgeordneten und Neuanfang« von der Seele geschrieben.

Tatsächlich sind es unter anderem die Tipps aus meinen Büchern, die mir nun beim Gesundwerden helfen. Wie mein Beispiel zeigt, kann man einen leeren Akku auch wieder aufladen und zur Lebensfreude zurückfinden. Aber es dauert.

Buddhina hat mich nun auch verlassen. Ihr Ende war abzusehen, ganz langsam hat sich das Leben aus ihr zurückgezogen, als wollte sie sagen: Ich habe dir geholfen zu überleben, nun kann ich gehen.

Ich wollte keinen neuen Hund mehr, in meinem Alter und gesundheitlichen Zustand, allein in einem Haus – doch das Schicksal wollte es anders, schickte mir (buchstäblich) eine spanische Windhündin namens Daniela. Daniela, inzwischen Nela gerufen, hat drei Jahre im Tierheim von Pro animale verbracht, niemand wollte die schöne Podenca, weil sie einen schweren Herzfehler hat und eine verkrüppelte Vorderpfote. Kater Sweetie hat sie, nach anfänglichen Rangkämpfen, akzeptiert – beide liegen nun friedlich vereint in meinem Bett. Und ich bin wieder stabil genug, um das Leben von uns dreien zu meistern.

Neuanfang

Das Wichtigste für einen Neuanfang nach einem Burn-out oder ähnlichen Katastrophen ist: Man muss sich entscheiden, wieder leben zu *wollen,* und das hundertprozentig. Buddhina zuliebe habe ich mich dafür entschieden. Mich gezwungen, wieder zu essen und den ausgemergelten Körper wieder zu kräftigen. Die Körpersäfte, zumindest was davon noch übrig ist, müssen wieder zum Fließen gebracht werden. Es gilt, die vielen angesammelten Blockaden zu lösen, den leeren Energieakku wieder aufzufüllen. Man muss am Gesundwerden arbeiten wie ein Leistungssportler nach einem Unfall und darf sich durch Rückschläge nicht entmutigen lassen.

Du bist, was du isst

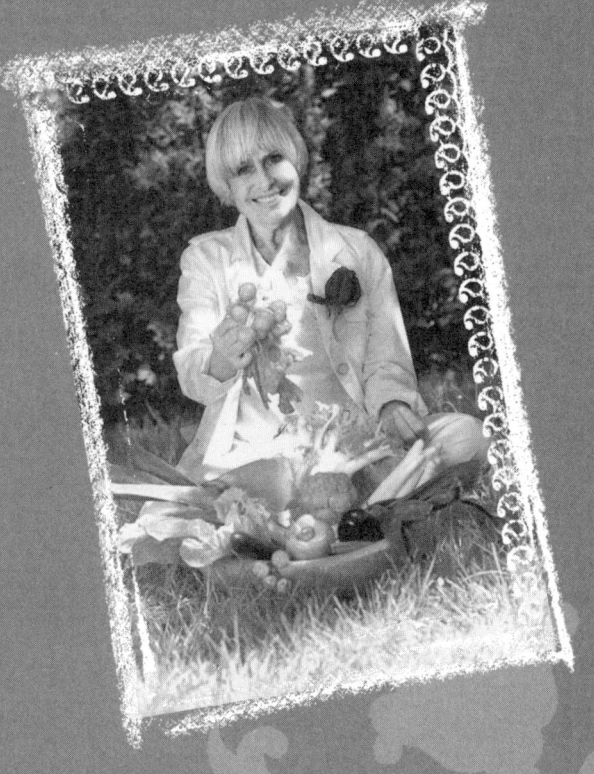

Das A und O – eine vegetarische vollwertige Ernährung

Laut Dr. Max Otto Bruker »erkrankt der Durchschnitt der Bevölkerung schon etwa fünfundzwanzig Jahre vor dem Tod an einem ernährungsbedingten Zivilisationsleiden, das dann später oft zur Todesursache wird«.

»Sind Dr. Brukers Ernährungsempfehlungen heute noch aktuell?«, wurde ich kürzlich auf einer Ökomesse gefragt. Und ob sie aktuell sind! Dr. Bruker hat schon vor Jahrzehnten die vegetarische Vollwertkost empfohlen, mit einem möglichst hohen Anteil an Rohkost, sprich Frischkost, denn auch die Rohkost sollte frisch sein.

Ihm verdanken wir unter anderem auch die Gliederung der Krankheiten in ernährungs-, lebens- und umweltbedingte, auf die ich mich hier beziehe.

Ernährung und Gesundheit hängen enger zusammen, als landläufig bekannt ist. Ein Auto streikt sofort, wenn ihm falscher Treibstoff einverleibt wird. Der menschliche Organismus jedoch hilft sich bei Fehlernährung (leider) viel zu lange über die Runden, versucht immer wieder mit aller Anstrengung, den Schaden auszugleichen – und wenn er es dann eines Tages gar nicht mehr schafft, hat der Mensch nach fünfzehn oder zwanzig Jahren falschen Essverhaltens »plötzlich« Rheuma, »plötzlich« einen Herzinfarkt, »plötzlich« Krebs.

tipp

Krankheiten werden also nach ihren Ursachen unterschieden: die ernährungsbedingten Zivilisationskrankheiten, die lebens- oder spannungsbedingten und die umweltbedingten Krankheiten.

Am einfachsten sind die ernährungsbedingten Ursachen auszuschalten, wenn man entsprechend informiert ist. Wie ich mich ernähre, dafür bin allein ich verantwortlich – eine Umstellung ist sofort möglich. Da empfiehlt es sich, in kleinen Schritten vorzugehen, die schlechten Gewohnheiten »auszuschleichen«.

Den meisten Menschen ist gar nicht klar, wie viele der Krankheiten ernährungsbedingt sind. Sie verursachen jährlich in Deutschland Kosten von ca. achtzig bis einhundertzwanzig Milliarden Euro!

Durch die Umstellung der Ernährung sind sie zu vermeiden, manchmal zu heilen oder zumindest zu lindern.

Um sie zu vermeiden, brauchen wir Vitalstoffe. Und die finden wir in der Vollwertkost.

Diese sind:
- Vitamine – fett- und wasserlösliche, vor allem des B-Komplexes
- Mineralstoffe
- Spurenelemente

- Enzyme (Fermente)
- Duft- und Aromastoffe
- Ungesättigte Fettsäuren im natürlichen Verbund
- Faserstoffe (fälschlich Ballaststoffe genannt, denn sie sind ja kein Ballast, sondern wichtig für die Verdauung)

Nach den Regeln der Vollwertkost sollten wir vier Dinge meiden, wenn wir gesund bleiben oder wieder gesund werden wollen, und vier Dinge täglich zu uns nehmen.

Was wir meiden sollten:

1. Jede **Fabrikzuckerart** (weißer oder brauner Zucker, Traubenzucker, Fruchtzucker etc.) und damit gesüßte Nahrungsmittel;
2. **Auszugsmehl** und alle Produkte daraus (das heißt alle Mehlprodukte, die nicht aus Vollkorn hergestellt sind);
3. **Fabrikfette** (z. B. Margarine, spezielle Bratfette, raffinierte Öle);
4. **Säfte, gekochtes Obst** (gilt besonders für Leber-, Galle-, Magen- oder Darmempfindliche).

tipp

Achtung:
Säfte, gekochtes Obst und bereits ein Minimum an Fabrikzucker können Vollkornprodukte unverträglich machen!

Was wir täglich essen sollten:

1. **Keimfähiges Getreide** (als Frischkorngericht);
2. **Vollkornprodukte** (Vollkornbrot, Vollkornnudeln, Vollkorngebäck);
3. **Frischkost** (Salate aus rohem Gemüse und Obst);
4. **natürliche Fette** (Butter, Sahne, kalt gepresste Öle).

Möglichst zwei Drittel der täglichen Nahrung sollten aus Rohkost bzw. Frischkost bestehen – das wären also etwa fünf Hände voll.

Z. B. ein oder zwei Äpfel oder anderes Obst der Saison, ein Frischkorngericht mit Obst, Nüssen, Samen etc., ein großer Salatteller mit frischem Gemüse.

Besonders der Apfel ist eine Fundgrube an Vitaminen und anderen Vitalstoffen. Es heißt nicht umsonst: *An apple a day keeps the doctor away!*

Mit reiner Frischkost sollen schon die »unheilbarsten« Krankheiten geheilt worden sein. Bedeutet das, dass wir alle Rohköstler werden sollen? Mehr dazu später.

Leider finden die meisten Menschen erst durch Schicksalsschläge zu einem bewussteren Leben. Die Aufklärung über den Zusammenhang zwischen Ernährung und Gesundheit müsste viel früher beginnen – im Kindergarten, in der Schule, bei den werdenden Vätern und Müttern.

Brauchen wir Nahrungsergänzungsmittel?

Natürlich nicht, sagt sogar die Deutsche Gesellschaft für Ernährung. Vorausgesetzt, wir essen genügend Frischkost, wie oben beschrieben, nur Lebensmittel aus biologischem Anbau, auf ökologisch gepflegten gesunden Böden gewachsen – ohne Gentechnik. Dann liefern sie – auch heute noch! – alles, was mensch braucht, um gesund zu bleiben.

Der Ernährungswissenschaftler Professor Kollath hat es so ausgedrückt:

> *»Lasst unsere Nahrung*
> *so natürlich wie möglich.«*

Wer oder was ist eigentlich ein Vegetarier?

Nach den Grundsätzen der Internationalen Vegetarier-Union (IVU) wird ein Vegetarier folgendermaßen definiert:

»Vegetarier essen nichts vom toten Tier, das schließt selbstverständlich Fische mit ein, ebenso Weich- und Schalentiere wie tierische Fette, zum Beispiel Speck, Rinder- und Schweinefett.«

Die Vegetarier-Union untergliedert die Vegetarier in

- Ovo-Lacto-Vegetarier – sie essen kein Fleisch von getöteten Tieren, wohl aber tierliche Produkte wie Milch, Milchprodukte und Eier von lebenden Tieren;
- Lacto-Vegetarier – wie oben, verzichten auf Eier;

tipp

Ein Vorschlag:
Nähern Sie sich der vegetarischen Ernährung behutsam. Nicht jedem liegt ein radikaler Umstieg. Oft bringen die berühmten kleinen Schritte mehr als zu große Sprünge.

- Veganer – sie lehnen den Verzehr sämtlicher vom Tier stammender Lebensmittel ab, sogar den Honig der Biene. Die Veganer leben die konsequenteste Form des Vegetarismus. Etwa fünf Prozent der Vegetarier halten sich an diese strengen Regeln. Ein Veganer trägt auch keine Schuhe aus

Leder. Einige essen sogar nur, was die Pflanze freiwillig hergibt, was von selbst herunter- oder herausfällt, die Frucht vom Baum, das Korn aus der Ähre. Sie ziehen nicht einmal einen Salatkopf oder eine Möhre aus dem Boden.

Kalzium und Eiweiß – für Vegetarier doch kein Problem!

Wie decken Sie denn als Vegetarierin Ihren Bedarf an Kalzium und Eiweiß, werde ich immer wieder gefragt.

Die meisten wollen einfach nicht glauben, dass der erwachsene Mensch nicht nur keine Milchprodukte braucht, sondern dass sie ihm sogar schaden können.

Die einzige verträgliche Milch ist die Muttermilch, aber nur für den spezifischen Säugling. Also: Menschenmilch für den kleinen Menschen, die Giraffenmilch für die kleine Giraffe, die Elefantenmilch für den kleinen Elefanten und so fort.

Kein anderes Säugetier benötigt so viel Kalzium wie die Milchkuh und dennoch ist bei diesem großen Säuger ein Kalziummangel im Skelett unbekannt. Das Tier deckt seinen gesamten Kalziumbedarf über den Verzehr von Gräsern. Überhaupt ist offenbar der Mensch das einzige Lebewesen, das nach der Entwöhnung weiterhin Milchprodukte zu sich nimmt.

Die menschliche Muttermilch enthält 1,5 bis 2 Prozent Eiweiß, die Kuhmilch dagegen 3,5 Prozent (Fleisch sogar 20 Prozent). Die Kuhmilch ist für den menschlichen Säugling viel zu eiweißreich, Erklärung für die vielen Allergien bei Kleinkindern wie Neurodermitis, Erkältungen, Mandelentzündungen und, und, und. Das Kalb verdoppelt sein Gewicht in fünfundvierzig Tagen, der menschliche Säugling in sechs bis acht Monaten. Und die Erwachsenen fahren fort, Kuhmilch und deren eiweißreiche Produkte zu verzehren, als ob sie ihr Gewicht bis ins Sankt-Nimmerleins-Jahr dauernd verdoppeln müssten.

Durch zu viel tierisches Eiweiß können sich Ablagerungen auf den Basalmembranen der Kapillaren bilden, die die Kapillarwände bis auf das Dreißigfache verdicken. Ein mit Eiweiß überernährter Körper ist letztlich unterernährt. Die Folgen sind Herzinfarkt, Nierenschäden, Krebs, Alzheimer, hoher Blutdruck, Osteoporose.

Die kombinierte Aufnahme von Eiweiß und Kalzium, wie sie bei Milchprodukten vorliegt, führt zur forcierten Ausscheidung von Kalzium. Neuere Untersuchungen weltweit belegen diese Fakten immer wieder, neuerdings vor allem die von Professor T. Colin Campbell und seinem Sohn durchgeführte »China Study«, die jetzt auch in Deutsch vorliegt.

Endlich ist wissenschaftlich anerkannt: Milchprodukte stärken die Knochen nicht, sie verhindern nicht die Osteoporose, sie fördern sie sogar.

Danach dürfte auch das gefürchtete Gespenst Osteoporose, dem angeblich nur durch Kalziumzufuhr beizukommen ist, kein unvermeidliches Schicksal sein.

Allein in Deutschland leiden acht Millionen Menschen an Osteoporose – und das eben nicht trotz des hohen Verbrauchs an Milchprodukten, sondern gerade wegen des hohen Verzehrs an Milchprodukten. Besonders den Frauen in den Wechseljahren wird ja geradezu eingetrichtert, sie bräuchten unbedingt das Kalzium aus der Milch zur Stabilisierung ihrer Knochen. In einem Seniorenheim sah ich eine Frau verbissen ihr Joghurt löffeln. Auf meine Frage, ob ihr das schmecke, antwortete sie: »Nein, aber es ist gesund! Und gut gegen Osteoporose!«

Überdurchschnittlich häufig tritt die Osteoporose jedoch gerade in den reichen Ländern der nördlichen Halbkugel, den Vereinigten Staaten und Europa, hier besonders in Schweden, Finnland und Großbritannien auf, wo mehr als 135 Kilogramm Milchprodukte pro Person und Jahr verzehrt werden.

Andererseits ist Osteoporose dort selten, wo Milchprodukte, also auch Eiweiß, in der Ernährung eine geringe Rolle spielen, nämlich den Ländern Asiens und Afrikas.

Aber leider sitzen alte Gewohnheiten sehr fest und tief. Angeblich braucht es zwei Generationen, um Irrtümer auszumerzen – und Schicksalsschläge beziehungsweise einschneidende Erfahrungen, die eine sofortige Änderung der Lebensweise bewirken. Der ehemalige Beatle Paul McCartney zum Beispiel wurde zum Vegetarier, als ihm beim Angeln plötzlich bewusst wurde, dass er den am Haken zappelnden Fisch, der sich seines Lebens und auf einen Leckerbissen freute, ohne wirkliche Not nur zum Vergnügen quälte und tötete.

Natürlich stirbt niemand an einem Glas Milch oder Joghurt oder am geriebenen Käse auf dem Auflauf. Auch hier trifft wohl das Sprichwort zu »Dosis facet venenum« – die Dosis macht, was giftig ist.

Wo bekomme ich als Vegetarier oder gar Veganer mein Kalzium und Eiweiß her?

Allein im Sesam findet sich siebenmal so viel Kalzium wie in Vollmilch. Blattgemüse stellt die Hauptquelle des für den Menschen verwertbaren Kalziums dar. Folgende Nahrungsmittel enthalten auch überdurchschnittlich viel Kalzium: Vollkornprodukte, Nüsse, Körner und Samen, Linsen, Bohnen, frisches Obst, Trockenfrüchte und Gemüse, vor allem grünes Gemüse wie Grünkohl, Spinat, Lauch, Brokkoli, Mangold, ebenso Möhren, Fenchel, Petersilie, Äpfel, Bananen und Erdbeeren, ferner die aus Lateinamerika stammenden »Pseudogetreide« Amaranth und Quinoa, die zu den Fuchsschwanzgewächsen gehören. Sie enthalten doppelt so viel Kalzium wie Milch und sogar fünfmal so viel Eisen wie Weizen, und damit mehr als alle Fleischsorten, ausgenommen Leber.

Asiatische Frauen, bei denen der Konsum von Kuhmilchprodukten nahezu unbekannt ist, leiden nach der Menopause selten an Osteoporose. Hinzu kommt wohl, dass in der asiatischen Lebensweise die vielfache Menge an Phyto-Östrogenen in Form von Sojabohnen und anderen asiatischen Speisepflanzen eingenommen wird. Es ist in europäischen Kreisen kaum bekannt, dass Phytohormone vor allem in weiblichen Blütenorganen in großen Mengen gebildet werden, dass ihre Spuren sogar in Schiefer, Torf, Erdöl und anderen Fossilien längst vergangener Vegetationen nachweisbar sind, dass diese in Soja, Hopfen, Äpfeln, Kirschen, Kohl, Zwiebeln, Kartoffeln,

Senf und besonders dem Granatapfel in großer Menge nachgewiesen werden können.

Hurra! All die Lebensmittel sind hier aufgeführt, die ich liebe. Auch ich habe während des Klimakteriums und danach nicht die geringsten Beschwerden verspürt.

Alle fortschrittlichen Mediziner dürften die oben genannten Thesen bejahen.

Butter oder Margarine?

Wie Sahne enthält Butter kaum Eiweiß und wird daher auch von Menschen vertragen, die aus gesundheitlichen Gründen tierisches Eiweiß meiden müssen. Die Butter liefert 76 Fettsäuren (Professor Schweigart in seiner wissenschaftlichen Studie »Butter oder Margarine«), gilt zudem als Geschmacksverstärker, wie der berühmte Stich Butter, dem Essen nach dem Garen beigefügt, beweist.

Für einen erhöhten Cholesterinspiegel ist Butter übrigens nicht verantwortlich (siehe auch das Buch »Cholesterin – der lebensnotwendige Stoff« von Dr. Max Otto Bruker).

Schlagen Sie Sahne, haben Sie irgendwann Butter, Öl können Sie noch so lange schlagen, es wird nie Margarine daraus. Irgendwie muss also daran herumgebastelt werden. Das geschieht normalerweise durch raffinierte Prozesse. Diese Begriffe zu erklären würde den Rahmen dieses Buches sprengen.

Wie aber und warum kam es überhaupt zur Entstehung der Margarine?

Kaiser Napoleon III. beauftragte die Naturwissenschaftler, etwas billiges Butterähnliches zu erfinden, denn sein Volk hungerte, es mangelte vor allem an Fett. In dem Wettbewerb siegte 1869 der Chemiker und Apotheker Hippolyte Mège-Mouries. Sein Rezept: Statt Milch nahm er Nierenfett oder Rindertalk von frisch geschlachteten Tieren, gab zerkleinerte in Wasser gelöste Kuheuter hinzu und goss das Gemisch in ein Fass – ähnlich wie bei der Butterzubereitung. Es entstand eine Masse von butterähnlicher Konsistenz – die Margarine war erfunden.

Unsere heutige Margarine hat natürlich nichts mehr gemein mit diesem ekligen Gemisch von 1869. Allerdings, so die Erklärung der Gesellschaft für Gesundheitsberatung, »ist sie ein raffiniertes, auf chemischem Wege hergestelltes Produkt fragwürdiger Qualität. Das verwendete Kokospalmfett ist zwar nicht gehärtet, wird aber raffiniert, ist also ein minderwertiges Fett, das den Fettstoffwechsel belastet.«

Viele herkömmliche Margarinesorten enthalten Ei oder Milch.

Veganer, die aus ethischen Gründen Butter ablehnen, sollten wenn schon Margarine aus Reformhaus oder Bioladen beziehen und sich genau über die Zubereitungsart »ihrer« Margarine informieren.

Die Hersteller »gesunder« Margarine verwenden keine gehärteten Fette, sondern nutzen Mischungen aus flüssigeren und festen pflanzlichen Fetten, überwiegend Kokos- oder Palmfett, da diese bei 20 Grad Raumtemperatur fest sind, erklärt »foodwatch« auf Anfrage. Palmfett ist wiederum aus ökologischer Sicht abzulehnen.

Die Verwendung gehärteter Fette ist laut Bio-Verordnung untersagt!

Bei einem Blick auf die Zutatenliste sehen Sie die Aufschlüsselung der entsprechenden festigenden Fette.

Ich habe Butter geliebt. Ihr Geschmack ist unvergleichlich. Da für Veganer auch die Butter tabu ist, streiche ich mir als »Neu-Veganerin« zum Frühstück statt Butter Nuss- und Mandelmus auf mein Vollkornbrot. In meinem Buch »Essen wir uns gesund« finden Sie zahlreiche Rezepte für pikante und süße vegane Aufstriche.

Was hat es mit den Omega-3-Fettsäuren auf sich?

Die Omega-3-Fettsäuren sind wichtiger für die Gesundheit als bisher angenommen. So scheint ein Ungleichgewicht zwischen Omega-6- und Omega-3-Fettsäuren, wie es durch die Massentierhaltung ohne genügend Weidegang für die Kühe offensichtlich entsteht, erhebliche Gesundheitsstörungen zu verursachen.

Esst Fisch, wurde uns doch immer eingetrichtert, nur im Fisch findet ihr die gewünschten Omega-3-Fettsäuren – falsch!

Besonders im Leinöl und im Hanföl sind sie enthalten.

Ideal wäre z. B. ein Esslöffel Leinöl pro Tag. Für meine Spreewälder Großmutter war das selbstverständlich. Sie tunkte sich ihr Frühstücksbrot in Leinöl und streute Salz drüber.

Mein Lieblingsgericht sind nach wie vor Pellkartoffeln mit Leinöl und etwas Kräutersalz!

Leinöl muss kühl und dunkel gelagert und bald verbraucht werden, da es leicht ranzig wird – und es darf nicht erhitzt werden!

Vergesse ich meinen täglichen Esslöffel Leinöl, werde ich leichter müde. Umgekehrt kann also Leinöl die Stimmung verbessern. So trägt ein Buch den Titel »Leinöl macht glücklich!« (mit zahlreichen Rezepten).

Der ehemalige *Spiegel*-Redakteur und Autor von kritischen Büchern über industriell gefertigte Lebensmittel Dr. Hans-Ulrich Grimm beschreibt darin den Lein als Urstoff der Zivilisation, Leinöl und Leinsamen seien, auch nach heutigen wissenschaftlichen Erkenntnissen, vorbeugend wirksam gegen Herzinfarkt, hohen Blutdruck, die Zuckerkrankheit und sogar gegen Krebs. Die Früchte des Leins sollen zudem gut sein für das Gehirn, den Verstand schärfen und die Seele stärken.

Wussten Sie übrigens, dass Schwangeren geraten wird, nicht öfter als höchstens zweimal pro Woche den angeblich so gesunden Meeresfisch zu verzehren, wegen der hohen Belastung durch Schwermetalle, besonders Quecksilber?

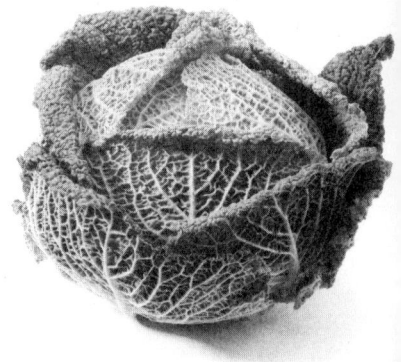

Wasser und Salz – lebensnotwendig

Wasser und Salz – zwei gleichberechtigte Partner – sind die Bausteine allen Lebens.

Das Wort »Salz« stammt vom lateinischen Wort »Sal« ab, dies wiederum von »Sol«. Sol ist gleichbedeutend mit Sole, der Lösung aus Wasser und Salz, aber auch die Bezeichnung für die Sonne.

»Die Viecher kriegen ein besseres Salz als wir Menschen.« Mit diesem Ausspruch verblüffte mich vor Jahrzehnten ein Bauer, der mir die Salzlecksteine für meine Pferde verkaufte, schöne weiß-rosarot geäderte Brocken. Heute verstehe ich, was er meinte.

Wie Meersalz enthält das aus dem Berg geschlagene Steinsalz alle natürlichen Elemente, aus denen auch unser Körper besteht. Unser Blut ist eine Sole, die in ihrer Zusammensetzung mit dem Urmeer identisch ist.

Im Zuge der Industrialisierung indessen wurde das natürliche Salz »chemisch gereinigt«, essenzielle Mineralien und Spurenelemente wurden entfernt. Von den ursprünglich 92 Elementen blieben ganze zwei übrig, nämlich Natrium und Chlorid, das unnatürlich isolierte Natriumchlorid, unser heutiges Kochsalz. Ähnlich wie beim weißen raffinierten Zucker wurde aus dem »weißen Gold« »weißes Gift«, das dem Körper schadet – ein gefährliches Zellgift. Natürliche Salze hingegen, wie in unveränderten Lebensmitteln vorhanden, sind lebensnotwendig, um vitale Funktionen aufrechtzuerhalten.

Besonders gesundheitsfördernd soll das Kristallsalz sein, das über Jahrmillionen enormem Druck ausgesetzt war. Das gewöhnliche billigere Steinsalz tut's aber auch.

Die meisten Menschen leiden nicht nur an einem Defizit von Wasser, sondern auch an Salzarmut, obwohl sie mit Natriumchlorid übersättigt sind.

tipp

Übrigens: Die Zugabe von Jod und Fluor erhöht die Aggressivität von Kochsalz noch!
Jodsalz unbedingt meiden – wir sind kein Jodmangelgebiet!

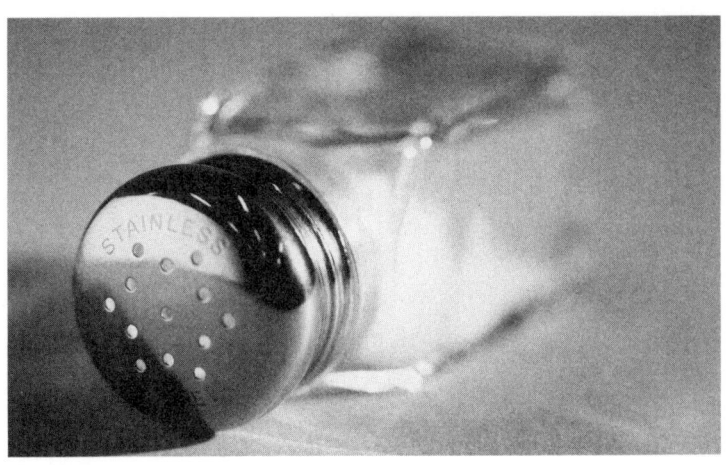

Was sonst noch **Körper** und **Seele** zusammenhält

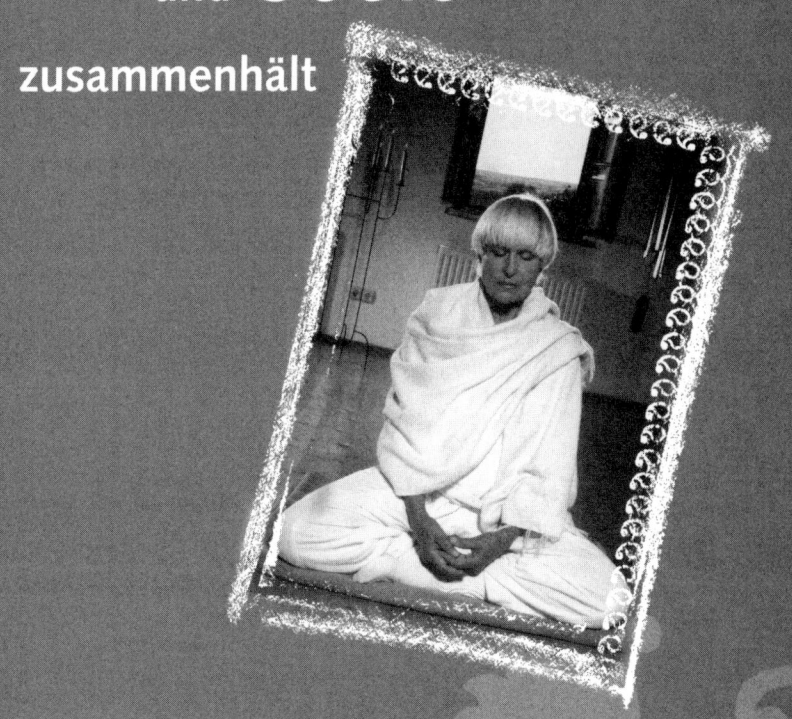

Im Folgenden stelle ich Ihnen meine besten Tipps in alphabetischer Reihenfolge vor und würde mich freuen, wenn ich Ihnen mit dem einen oder anderen helfen könnte.

Die ABWEHRKRÄFTE – wie man sie stärken kann

Ganz bewusst begann ich, meine Abwehrkräfte zu stärken. Mit vitalstoffreicher Vollwertkost, genügend Bewegung an der frischen Luft, einer vierwöchigen Kur mit den Schüßler-Salzen.

> ## tipp
>
> Man nimmt dafür:
> **Morgens:** Ferrum phosphoricum D12 (Nr. 3)
> **Mittags:** Silicea D12 (Nr. 11)
> **Vor dem Schlafengehen:** Magnesium phosphoricum D6 (Nr. 7)
> Jeweils 1 bis 2 Tabletten bzw. 5 Streukügelchen oder
> 5 Tropfen in Wasser.

Diese Kur habe ich schon öfter im Frühling und im Herbst durchgeführt.

Allmählich schaffe ich es, wieder meine Yoga-Übungen, die Qi-Gong-Übungen durchzuführen. Ich gehe viel mit Nela spazieren, die mir am meisten hilft, wieder heil zu werden.

Denn wenn ich schon weiterlebe, will ich wenigstens möglichst gesund sein. Möglichst »fit in die Kiste«! Und die besten Gesundheitsgaranten sind eine flexible Wirbelsäule und ein gut funktionierender Verdauungstrakt.

»Die Mikrobe ist nichts, das Terrain ist alles!«, soll Pasteur gesagt haben.

Die Ruhe in meiner neuen Heimat trägt ebenfalls zum Heilwerden bei. Ich bin angekommen, fühle mich geborgen inmitten so vieler liebevoller Menschen, die tatsächlich verwirklichen, was wir uns eigentlich alle wünschen: Menschen, aber auch Tiere und Umwelt so zu behandeln, wie wir selbst behandelt werden möchten.

Dazu die wunderschöne Spessartlandschaft, die fabelhaften Ganzheitsärzte und Therapeuten in »meiner« Naturklinik. Dort gibt es sogar ein spezielles Programm für Burn-out-Opfer: »Out dem Burn-out« – eine Mikronährstofftherapie. Denn meine kleine Hausapotheke genügt zurzeit nicht, da müssen schon schwerere Geschütze her, wie die Infusionen mit Mikronährstoffen und Nervenpunktmassagen, eine Spezialität der Klinik. Dabei werden durch gezieltes Tasten im Verlauf der Nervenbahnen Dysfunktionen im Körper lokalisiert, durch spezielle Griffe Blockaden gelöst und die Selbstheilungskräfte des Körpers aktiviert.

Die Herzrhythmusstörungen haben sich zwar gebessert, um einer Thrombose oder gar einem Schlaganfall vorzubeugen muss ich jedoch zur Sicherheit leider noch Aspirin nehmen. Immerhin besser als Marcumar und Betablocker.

»Medicus curat, natura sanat«, der Arzt behandelt, die Natur heilt. Dieser Satz von Paracelsus drückt sehr schön aus, dass ich mich letztendlich nur selbst heilen kann.

SelbstAKUPRESSUR – wo drücke ich wann?

Bei der Akupressur werden die Akupunkturpunkte nicht mit Nadeln gestochen, sondern mit den Fingerkuppen bzw. dem Daumen oder einem Akupunkturstab gedrückt. Das kann jeder bei sich oder dem Partner tun, auch vorbeugend. In China üben die Kinder Akupressur bereits in der Schule.

Selbstakupressur und auch Akupressur am Partner kann man in Kursen lernen, die von vielen Yogazentren und auch von einigen Volkshochschulen angeboten werden.

Im Folgenden finden Sie einige der wichtigsten Akupressurpunkte, die Sie drücken müssen, wenn Sie Herzbeschwerden, Kopfschmerzen, Migräne oder Angstzustände haben, an Nervosität oder an Schlaflosigkeit leiden; ferner erläutere ich die Akupressurpunkte für Notfälle.

Eine wichtige Akupressurübung, um die Kontaktfreudigkeit zu den Mitmenschen zu verbessern: Mit dem Daumen der einen Hand die Stellen zwischen den Fingern der anderen Hand kräftig akupressieren. Dann die Hände ausschütteln.

Ein paar Grundregeln:

- Dauer der Akupressur: Vorbeugend und in akuten Fällen etwa fünf Minuten pro Tag, bei Abklingen der Beschwerden einmal pro Woche.
- Körper- und Ohrakupressur werden in täglichem Wechsel durchgeführt. Bei der Körperakupressur werden grundsätzlich beide Körperseiten behandelt.

- Linkshänder führen keine Ohr-, sondern nur Körperakupressur durch.

Ich halte mich allerdings nicht an die starren Regeln, sondern akupressiere ganz nach Bedürfnis und Gefühl am gleichen Abend Körper- und Ohrpunkte, z. B. als Einschlafhilfe, solange es mir guttut.

Auf alle Fälle sollte man sich die wichtigsten Punkte für die Notfallakupressur merken, um gewappnet zu sein, wenn man aus heiterem Himmel von Herz- oder Zahnschmerzen, einer Gallen- oder Nierenkolik oder einem Asthmaanfall heimgesucht wird. Die Akupressur bringt hier zumindest vorübergehend meist erstaunlich rasche Linderung.

tipp

Wie findet man genau den richtigen Punkt?
Wenn Sie sich entsprechend der Zeichnung an den Punkt in der angegebenen Richtung – vom Punkt aus in Pfeilrichtung – sanft drückend-knetend herantasten, werden Sie spüren, dass eine bestimmte Stelle empfindlicher reagiert als die übrigen. Sie haben den Punkt! Nun wird – immer in Pfeilrichtung – weiter sanft gedrückt, geknetet, massiert.

Ohr- und Handakupressur-Punkte

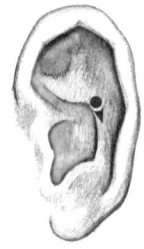 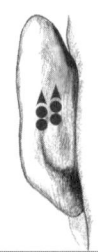 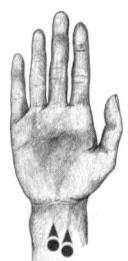 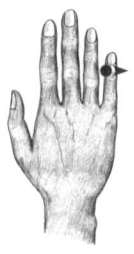

Herzkräftigung

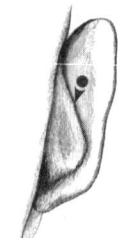 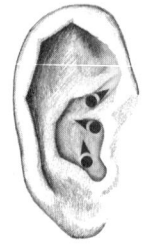 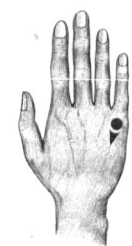

Kopfschmerzen und Migräne

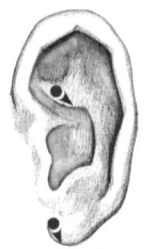 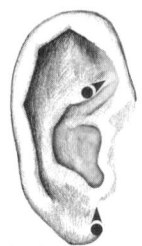

Angstzustände

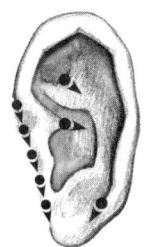 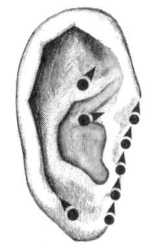 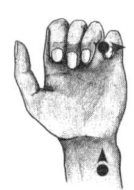

Depression

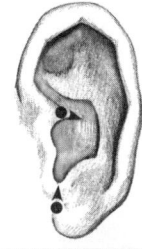 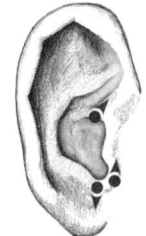 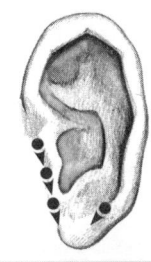 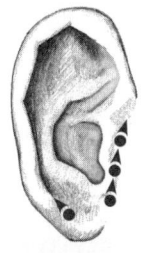

Nervosität   **Schlafstörung**

Notfallakupressur

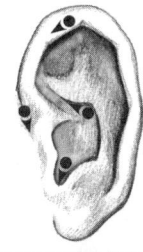 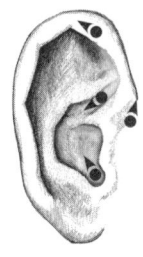 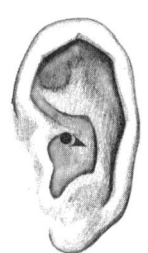 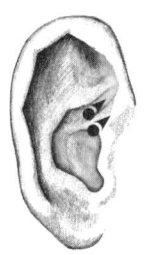

Asthma   **Blinddarm**

51

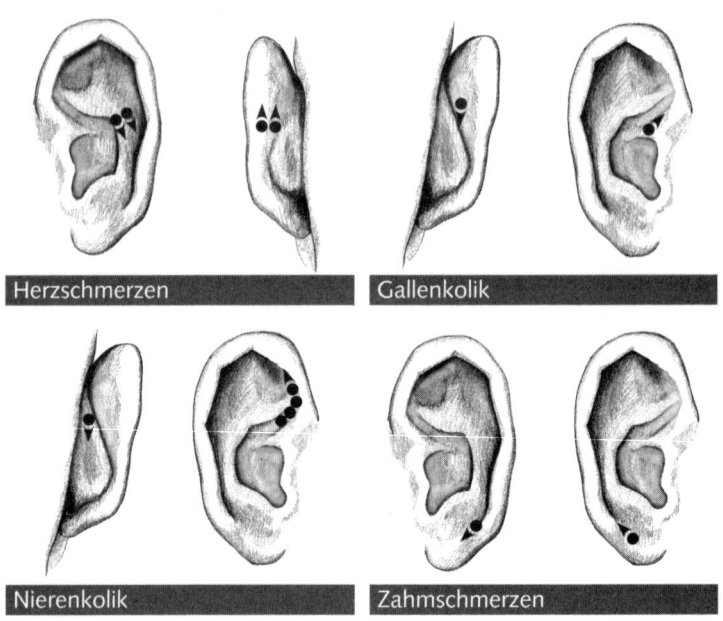

Herzschmerzen

Gallenkolik

Nierenkolik

Zahmschmerzen

Richtiges ATMEN – und was es bewirkt

Die meisten Menschen atmen falsch, nämlich nur in die Brust hinein – als sei ab der Taille alles tabu!

Zum richtigen Atmen gehört die Bauchatmung. Schauspieler und Sänger lernen das, aber nicht alle können es dann auch.

Beim richtigen Einatmen wölbt sich der Bauch nach außen, beim Ausatmen nach innen, als ob sich die Bauchdecke nach hinten in Richtung Wirbelsäule zieht.

Es ist wichtig, den Atem in den ganzen Körper zu schicken,

hineinzuatmen in jede äußerste Finger-, Zehen- und Haarspitze, sogar in die Knochen hinein. Wo alles beatmet wird, wo alles fließt, nichts sich staut, hat Krankheit keine Chance.

Yin- und Yangenergie müssen im Gleichgewicht sein, sonst entstehen Probleme. Zu viel Yang kann zu Kopfschmerzen, hohem Blutdruck und Verspannungen führen, zu viel Yin dagegen zu niedrigem Blutdruck, seelischen Verstimmungen bis zu Depressionen.

Wollen wir Yang anregen, ist tiefe lange Einatmung angesagt, zur Anregung von Yin dagegen tiefe lange Ausatmung. Das Anhalten des Atems gleicht beide Energien aus.

Also: Wenn ich mich in Schwung bringen will, atme ich fünfzehn Sekunden lang ein, halte zehn Sekunden den Atem an und atme fünf Sekunden lang aus. Zum Entspannen umgekehrt: fünf Sekunden einatmen, zehn Sekunden Atem anhalten und fünfzehn Sekunden ausatmen.

AUGENÜBUNGEN – mit Ausdauer die Augen stärken

Bereits 1976 habe ich in meinem ersten Kochbuch zwischen den Rezepten wunderbare Augenübungen notiert, die gerade während des Kochens ganz simpel zu praktizieren sind, es aus unerfindlichen Gründen jedoch nicht geschafft, diese Übungen regelmäßig durchzuführen. Die Autoren entsprechender Ratgeber beteuern, dass, wer regelmäßig übt, keine Brille braucht. Vielleicht hätte ich bei mehr Konsequenz meine Lesebrille weglassen können. Da mir immer wieder von guten Erfolgen berichtet wird und ich in Zukunft auch in diesem Punkt konsequenter sein will, stelle ich Ihnen diese Übungen hier noch einmal vor.

Dabei werden nur die Augen bewegt, nichts sonst. Jede Übung wird dreimal gemacht. Am Schluss Augen schließen, palmieren und ausruhen:

1. Augen in einer Linie so weit wie möglich nach oben, dann in einer Linie so weit wie möglich nach unten bewegen.
2. Augen in einer Linie so weit wie möglich nach rechts, dann ebenso nach links bewegen.
3. Augen diagonal nach links oben, anschließend ebenso in einer Linie nach rechts unten bewegen – und umgekehrt: nach rechts oben, dann nach links unten.
4. Mit den Augen Kreise drehen: nach oben, rechts, nach rechts unten, nach links unten, nach links oben, bis zur Mitte – und dasselbe umgekehrt.
5. Mit beiden Augen auf die Nasenspitze schauen, dann auf einen entfernten Punkt, wieder auf die Nasenspitze, wieder auf den entfernten Punkt, insgesamt viermal.
6. Danach die Augen schließen und palmieren, das heißt die Hände reiben, bis sie warm sind, und über die geschlossenen Augen legen. Ausruhen. Dann die Augäpfel zart massieren. Man spürt regelrecht, wie sie sich entspannen.

Übrigens: Auch Augenleiden können Ausdruck einer seelischen Konfliktsituation sein. Wer eine Lebenskrise in ihrem vollen Umfang nicht »sehen« will, bekommt unter Umständen Augenprobleme, die auf einen notwendigen Lernprozess aufmerksam machen sollen.

»Brillen führen die Augen zu einem Zustand der Passivität und Stagnation«, sagte der berühmte Augenarzt Dr. med. W. H. Bates bereits im 19. Jahrhundert. Er war der Meinung, dass die Sehhilfen, egal, wie perfekt sie angepasst sind, die Augen zur Faulheit zwingen, man eine Brille, wenn überhaupt, nur gelegentlich wie beim Autofahren, Lesen oder einer Feinarbeit tragen sollte, weil die Augen sonst immer mehr ihre Flexibilität und Elastizität verlieren. Dr. Bates vertrat die Ansicht, Fehlsichtigkeit sei wie eine Grippe – sie kommt und geht, sei nur eine momentane Situation, die oft mit Energiemangel, Müdigkeit, Stress oder seelischen Konflikten in Zusammenhang steht. Brillen und Kontaktlinsen seien also nur »Krücken« für die Augen, die man nach der Heilung des Bruches wieder weglegt.

Klingt sehr überzeugend. Habe ich fünf oder sechs Stunden hintereinander am Computer gesessen, sehe ich bedeutend schlechter, tun die Augen regelrecht weh. Man neigt zum Starren, verspannt den Nacken, schiebt den Kopf nach vorn – dadurch werden die Augen weniger durchblutet und ungenügend mit Sauerstoff und Nährstoffen versorgt.

Auch die Augen brauchen Futter, vor allem sehr viele Vitamine. Dass Möhren und Kompressen mit Fencheltee die Augen stärken, dürfte verhältnismäßig bekannt sein, weniger jedoch die Tatsache, dass es vor allem rote und blaue Obst- und Gemüsesorten sind, wie Rote Bete, Schlehen, Heidelbeeren, Aroniabeeren und die roten Gojibeeren, die man in China »Augenjuwelen« nennt, die den Augen guttun.

Wenn es keine frischen Beeren gibt, besorge ich mir in der Apotheke »Augenfutter«. Es enthält wichtige sekundäre Pflanzenstoffe, die speziell für den täglichen Bedarf der Augen zusammengestellt sind, wie Heidelbeeren, Schwarze Johannisbeeren, Holunder und blaue Weintrauben.

Während des Zweiten Weltkriegs fanden Piloten der Royal Air Force heraus, dass sie in der Nacht deutlich besser sehen konnten, wenn sie vorher eine ordentliche Portion Heidelbeermarmelade gegessen hatten. Man weiß heute, dass die Sehfähigkeit davon abhängt, dass dem Körper ausreichend Anthocyane zugeführt werden – und die sind besonders in der Heidelbeere sowie in anderen blauen und roten Beeren enthalten.

Auch über die Nahrung kann ich also den Augen Gutes tun. Sogar das »Mückensehen« soll sich durch das richtige Augenfutter bessern. Die meisten von uns werden es kennen. Wie Spinnweben ziehen schwarze Schleier mit kleinen Punkten über dem Augapfel hin und her. Es handelt sich dabei überwiegend um abgebaute Eiweißmoleküle, die durch eine basenreiche vegetarische Ernährung allmählich ausgeschwemmt werden können.

Ich bin sehr gespannt, inwieweit meine neuerdings vegane

Kost sich darauf auswirken wird – und ob vielleicht sogar die paar Altersflecken auf den Handrücken verschwinden werden! (Dazu mehr ab Seite 176.)

tipp

Weitere Tipps: Sich strecken wie eine Katze, gähnen, blinzeln, sich auf dem Trimilin oder der Chi-Maschine lockern oder mit den Augen, ohne den Kopf zu bewegen, eine liegende Acht zeichnen.

Bei trockenen, aber auch bei tränenden Augen mit Sandkorngefühl (kommt gerade im Alter häufig vor) hilft das Schüßlersalz Nr. 8 Natrium chloratum D6 und das Auftragen der Salbe Nr. 8 auf die geschlossenen Lider.

Zum Thema »Krücken« eine wunderbare Fabel, die ich leider nur aus der Erinnerung wiedergeben kann: Es war einmal ein bei der Bevölkerung sehr beliebter König. Eines Tages brach sich der König ein Bein und musste an Krücken gehen. Seine Untertanen litten derartig mit ihm, dass sie sich ebenfalls Krücken zulegten, die armen Leute solche aus Holz, die Begüterten und Reichen aus Silber, Gold oder gar Elfenbein, prachtvoll mit Edelsteinen verziert.

Alle wetteiferten miteinander um die besten und schönsten Krücken. Es entstand eine regelrechte Krückenindustrie, der Handel florierte, denn jedermann und jedefrau ging an Krücken, man kannte es bald nicht mehr anders. Die Zeit verging, der König war längst gestorben, seine Nachkommen jedoch und alle folgenden Generationen gingen an Krücken. Bis eines Tages dem einen die Holzkrücken zerbrachen – und siehe da, er brauchte sie gar nicht, er konnte ohne Krücken laufen!

Die nun folgende kleine Geschichte soll sogar wahr sein – wenn nicht, ist sie gut erfunden und ein gutes Beispiel für gelungene Kooperation.

Zwei alte Schauspielerinnen sitzen im Café. Die eine sieht schlecht, die andere hört schlecht. Sagt die erste: »Wenn du mir sagst, wer reinkommt, sag ich dir, was sie reden!«

AYURVEDA, die Wissenschaft vom langen Leben

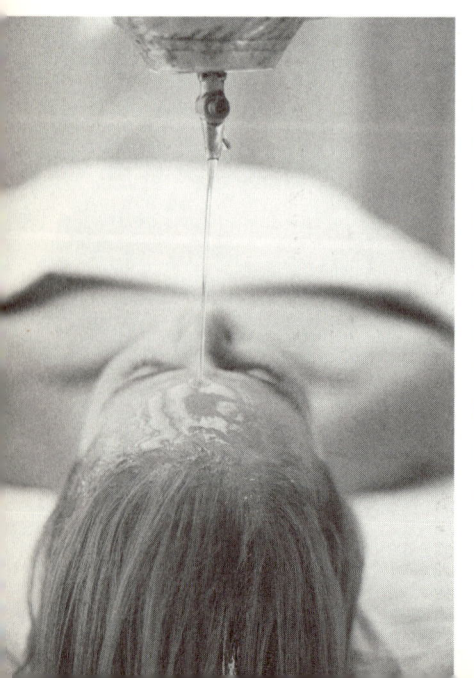

Ayur heißt im Sanskrit Wissenschaft und Veda heißt Leben.

Der Ayurveda blickt auf eine 3500 Jahre alte Tradition zurück. Der Ayurveda kennt zwei Wege zur Erhaltung der Gesundheit: Erstens die Unterstützung und Stärkung der Körpergewebe durch gute Ernährung und Kuren, soweit benötigt, zweitens durch die Ausscheidung von Abfallstoffen und Öffnung von blockierten Energiekanälen.

Der Ayurveda geht davon aus, dass in jedem Menschen die fünf Elemente Feuer, Wasser, Erde, Luft und Äther unterschiedlich vertreten sind. Die während unserer Geburt vorherrschende Kombination von Energien bestimmt unsere angeborene Veranlagung.

Die fünf Elemente bilden drei Basistypen, Doshas genannt. Sie heißen Vata, Pitta und Kapha. Wenn Luft und Äther dominieren wie bei mir, bin ich von Natur aus ein Vata-Typ, bei Feuer und Wasser gilt man als Pitta. Herrschen Wasser und Erde bei der Geburt vor, ist man ein Kapha-Typ.

Jeder Typ hat seine speziellen Bedürfnisse.

Der ayurvedische Arzt findet mittels einer Pulsdiagnose heraus, ob ich ein Vata-, Pitta- oder Kaphatyp bin und ob ein Ungleichgewicht zwischen den drei Doshas herrscht. Die Behandlung wird darauf ausgerichtet, diese Doshas auszugleichen, um optimale Gesundheit zu schenken. Und er wird auch fragen, was der Mensch heute gegessen hat. Denn die richtige Zusammensetzung der Mahlzeiten hilft auch, die Doshas auszugleichen.

Vata-Typen sind leichte, schnelle, drahtige und kreative Menschen. Die Pittas haben einen scharfen Verstand, leidenschaftliche Gefühle und sind gerne Leiter/Führer. Kapha-Typen sind solide, verlässlich, umgänglich und sollten nicht zu sehr gedrängt werden. Traditionell vergleicht man den gereizten Kapha mit einem zornigen, angreifenden Elefanten. Die Vatas mögen Wärme, Pittas kühles Klima und Kaphas mögen alles, nur keine Feuchtigkeit.

Selbstverständlich gibt es auch Mischformen.

- **Vata-Typen** neigen zu Verdauungsstörungen und sollen daher gekochte und leicht verdauliche Kost bevorzugen. Danach wäre ich also nicht der Rohkosttotal-Typ. Die Mahlzeiten sollten für Vata eher warm sein und etwas Fett enthalten. Die empfohlenen Geschmacksrichtungen sind salzig, sauer und süß.

- **Pitta-Typen** haben laut Ayurveda ein starkes »Verdauungsfeuer«; sie können kalte und warme Speisen zu sich nehmen, von mittelschwerer Konsistenz. Ihre Geschmacksrichtungen sind bitter, süß und herb.

- **Kapha-Typen** sollten nur mäßig gegarte und warme Speisen essen, viel frisches Obst und Gemüse. Die Geschmacksrichtungen sind scharf, bitter und herb.

Für Kinder wird nach dem Ayurveda die Ernährung der Kapha-Typen empfohlen.

Eine Säule ayurvedischer Behandlungen, die Panchakarma-Kur, gehört zu den angenehmsten Kuren überhaupt. Ich habe sie ein halbes Dutzend Mal gemacht, auch in Sri Lanka – inzwischen wird sie auch bei uns angeboten. Massagen mit Kräutern und warmen Ölen sowie Schwitzbäder und Einläufe befreien den Körper von jahrelang angesammelten Ablagerungen. Absolute Krönung ist das Pizichili, in früheren Zeiten nur den Vornehmen vorbehalten – neunzig Minuten lang wird der Körper von zwei Therapeuten synchron mit warmem, duftendem Sesamöl massiert.

Auch der warme Ölguss auf die Stirn entspannt so sehr, dass mancher anfängt zu schnarchen. Alle Therapieformen sind dazu angetan, das Ama, den Körper belastende Stoffe, zu lösen und auszuscheiden.

Leider wird auch diese wunderbare Kur noch nicht von den Kassen bezahlt.

In der Handtasche immer dabei: DR. BACHS NOTFALLTROPFEN

Die Bach-Blütentherapie ist ein in den 1930er-Jahren von dem britischen Arzt Edward Bach (1886–1936) begründetes und nach ihm benanntes alternativmedizinisches Verfahren.

Laut Bachs zentraler These beruht jede körperliche Krankheit auf einer seelischen Gleichgewichtsstörung. Die Ursache dieser Störung sah er in einem Konflikt zwischen der unsterblichen Seele und der Persönlichkeit. Eine Heilung könne nur durch eine Harmonisierung auf dieser geistig-seelischen Ebene bewirkt werden.

Bach beschrieb zunächst neunzehn Gemütszustände, erweiterte das Repertoire dann aber auf »achtunddreißig disharmonische Seelenzustände der menschlichen Natur«. Diesen ordnete er Blüten und Pflanzenteile zu, die er in Wasser legte oder kochte und die so ihre Schwingungen an das Wasser übertragen sollten. Aus diesen Urtinkturen werden anschließend durch starke Verdünnung die sogenannten Blütenessenzen hergestellt.

Die **Notfalltropfen** helfen bei Schwächezuständen und Herzflattern, Kreislaufbeschwerden, Kopf- und Gliederschmerzen und vielen anderen Unannehmlichkeiten. Die Notfalltropfen, aus fünf Essenzen zusammengesetzt, zur »Ersten Hilfe bei panischer Angst, Trauer, Schock, seelischem Schmerz und Unglück«, wende ich auch bei meinen Tieren an – mit Erfolg!

So erstaunlich es klingt: Blütenextrakte aus Olivenblüten beispielsweise wirken bei Erschöpfung und Ausgelaugtsein, die der Pinie gegen quälende Selbstvorwürfe und Schuldgefühle und das Springkraut (Impatiens) – wen wundert's – bei Ungeduld, Reizbarkeit und überschießenden Reaktionen.

Den Skeptikern sei gesagt: Wer heilt hat recht!

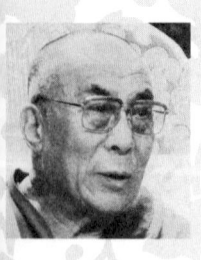

Auch BERÜHRUNGEN können heilen

»Berührungen sind das Vehikel der gegenseitigen Tröstung, das beginnt schon mit der Umarmung und dem Händeschütteln.«
(Zitiert nach dem XIV. Dalai Lama)

Die CHI-MASCHINE – eine Wohltat für die Wirbelsäule

Meine Wirbelsäule war schon sehr früh so ramponiert – durch Stürze beim Reiten, Unfälle auf der Bühne und vor allem schlampige Ernährung in meiner Jugend –, dass sämtliche

Orthopäden schlimme Prognosen stellten (Bandscheibenoperationen und Ähnliches).

Unberufen hat sich mein ganzes Skelett derartig gebessert, dass es mir heute mit über achtzig Jahren »knochenmäßig« besser geht als mit dreißig. Neben der Ernährungsumstellung und täglichem Yoga trägt auch die Chi-Maschine dazu bei. Sie ist die Erfindung eines Japaners und vielen von Ihnen vielleicht schon bekannt.

Ich benutze sie morgens und abends – morgens einige Minuten zum Munterwerden und abends zehn bis fünfzehn Minuten zum Entspannen vor dem Schlafengehen.

Man liegt auf dem Rücken, legt die Füße auf die Chi-Maschine, die elektrisch angetrieben wird. Dabei werden nicht nur die Füße, sondern die gesamte Wirbelsäule sanft rhythmisch durchgeschüttelt.

Sehr zu empfehlen – auch und besonders nach anstrengender geistiger Arbeit!

tipp

Wichtig: Vorher und danach ein Glas Wasser trinken, da viele Schlacken gelöst werden, die abtransportiert werden müssen.

Die DAUERBRAUSE – einfach und genial

Das Heilen mit Wasser hat eine alte Tradition. Bereits um 400 v. Chr. behandelte Hippokrates seine Patienten mit Wasseranwendungen. Als Wasserdoktor berühmt wurde Pfarrer Sebastian Kneipp (siehe das entsprechende Kapitel).

Die Entdeckung der Dauerbrause verdanken wir dem Amerikaner C. Parasco. Er bemerkte 1918, dass die Schmerzen eines Leistenbruchs sich deutlich besserten, wenn er lange heiß geduscht hatte. Nachdem er einen ganzen Nachmittag unter der Dusche verweilte, wurde der Leistenbruch als geheilt diagnostiziert.

Davon erfuhr der in New York praktizierende Naturheilarzt Dr. Benedict Lust. Er war ein Schüler von Pfarrer Kneipp und von diesem nach Amerika gesandt, die Wasserheilkunde dort publik zu machen. Dr. Lust experimentierte mit Brausezeiten von bis zu acht Stunden Dauer!

In Deutschland wurde die Dauerbrause durch die Familie Dorschner bekannt. Die Dorschners, er Heilpraktiker, sie Hebamme, lebten im Sudetenland und therapierten bereits in den Dreißigerjahren ihre Patienten sehr erfolgreich mit der Dauerbrause. 1953 wurde die Familie in den Odenwald verschlagen und fing in Elztal-Dallau noch einmal ganz von vorn an. Der Sohn Dr. med. Friedrich Dorschner führte das Werk der Eltern fort und eröffnete 1963 das Naturheilsanatorium Dorschner.

Von ihm stammt das kleine Buch »Krankheiten einfach herauswaschen mit der Dauerbrause – moderne Hydrotherapie«. Es ist leider vergriffen, vielleicht noch im Antiquariat zu finden.

Nach über vierzig Jahren erfolgreicher Arbeit gab Dr. Dorschner das Haus im Jahr 2006 aus Altersgründen an die Familie Leser ab. Dr. Leser ist u. a. Facharzt für Orthopädie, Naturheilverfahren und Sportmedizin und setzt weiterhin auf die hohe Wirksamkeit der Dauerbrause, die mit hauseigenem Quellwasser gespeist wird.

Inzwischen arbeiten viele andere Naturheilkliniken mit der Dauerbrause.

Und wie erzielt sie ihre großartigen Wirkungen? Über mehrere Düsen und Wasserwirbler, welche das Wasser energetisch aufladen, prasselt das Wasser auf den Körper und bewirkt eine Mikromassage auf Haut und Gewebe. Über die Reflexzonen auf der Haut, die Akupunkturpunkte und Meridiane werden neben der Haut ebenso die Ausscheidungsorgane Nieren, Darm und Lunge stark angeregt. Auch das Nervensystem wird günstig beeinflusst. Eine Behandlung dauert normalerweise sechzig Minuten. Ich gönne mir möglichst zwei Mal im Jahr vorbeugend eine Serie von sieben Behandlungen, eine wöchentlich.

(Adressen im Anhang)

Fast schon Alltagsleiden: DEPRESSIONEN, Ängste und Sorgen

Von Depressionen kann ich ein Lied singen. Ich bin sozusagen mit ihnen aufgewachsen. Die Geburtstage meiner Kindheit fielen entweder auf den Buß- und Bettag oder auf den Totensonntag – vielleicht auch ein Grund, warum ich später nie Lust hatte, sie zu feiern. Draußen war alles grau in grau, meistens hat es geregnet, die Leute gingen schwarz gekleidet mit Regenschirmen zum Friedhof, um die Gräber ihrer Angehörigen zu schmücken. Und da mein Vater Lehrer war und unser Schulhaus neben dem Friedhof lag, erlebte ich noch dazu, auf meinem Lieblingsplatz im Apfelbaum hockend, sämtliche Beerdigungen mit.

Die Ärzte unterscheiden je nach Schwere der Erkrankung zwischen »normalen« Depressionen (die sich nur wenig von den Gefühlsschwankungen der meisten Menschen unterscheiden), denen, die »behandlungsbedürftig« sind, und schließlich den »schweren« Depressionen, die einen Klinikaufenthalt erforderlich machen. Meine Ratschläge beziehen sich selbstverständlich nur auf die erste Gruppe der sozusagen »normalen« Depressionen, obwohl ein Burn-out ja bereits in eine der nächsten Kategorien fallen dürfte.

Viele werden den Zustand kennen: Die Sonne scheint, die Vögel zwitschern, krank ist man auch nicht – und dennoch geplagt von einer tiefen, tiefen Verzweiflung, sodass man am liebsten tot sein möchte. Und nicht weiß, warum. Oder doch?

Einige Menschen scheinen unabhängig von Geschlecht oder Weltanschauung dazu verdammt, die Leiden anderer Lebewesen, ob Mensch, Tier oder Pflanze, zu empfinden, als seien es ihre eigenen – für den Normalbürger absolut unverständlich.

Einfach glücklich sein können solche Menschen nicht. Ich gehöre zu ihnen.

Dem französischen Dramatiker Anouilh ging es offensichtlich genauso. Er wird zitiert: »Irgendwo wird es immer einen kleinen verlorenen Hund geben, der mich davon abhält, glücklich zu sein.«

Wenn ich meine Depressionen rückblickend analysiere, lag ihnen neben dem Leiden an der Welt immer auch fehlendes Selbstwertgefühl zugrunde. Das Gefühl, nicht gut genug zu sein, die Sehnsucht, mehr geliebt zu werden, führt zu Ängsten und ständiger Rastlosigkeit, die es unmöglich macht, den Augenblick, das Hier und Jetzt, zu genießen.

Nicht ausgelebte, verdrängte Aggressionen können ebenfalls eine Rolle spielen, besonders wenn der Mensch noch dazu am Helfersyndrom leidet. Es ist besser, mal einen Wutausbruch zu bekommen, als immer alles hinunterzuschlucken. Das muss man, wenn man es nicht von klein auf geübt hat, regelrecht trainieren. Am besten hilft eine Gruppentherapie und die Erkenntnis, dass es anderen auch so geht – und dass es besonders die Sensiblen sind, die so schlimm dran sind.

Folgende Behandlungsmethoden tragen dazu bei, einigermaßen mit dem Elend fertig zu werden – Sie ahnen es bereits:

- Vollwerternährung
- Heilfasten
- Trockenbürsten
- Kneipp-Anwendungen
- Yoga und Meditation
- Bachblüten
- homöopathische Mittel
- Untersuchung des Schlaf- und Arbeitsplatzes auf Erdstrahlen
- positives Denken
- Meditation
- das Schüßler-Salz Nr. 5 Kalium Phosphoricum – wird auch der Rettungsanker genannt, wenn die Seele leidet
- Gesprächstherapien mit erfahrenen Therapeuten

Manche bringen es im Kultivieren ihrer Ängste, Sorgen und Depressionen zu wahren Spitzenleistungen. So zwei Frauen, die sich vor Jahren in einer Talkshow zum Thema outeten. Die eine hatte ihren Mann abgöttisch geliebt. Sie war besessen von der Angst, ihm könne etwas zustoßen, ihr Leben war die Hölle. Sie konnte erst aufatmen, als er tatsächlich gestorben war!

Die andere litt an panischer Angst vor Einbrechern. Immer vor dem Schlafengehen schaute sie unter ihr Bett. Eines Abends – sie war bereits um die achtzig – lag tatsächlich einer drunter. Sie habe ausgerufen: »Da sind Sie ja endlich«, behauptete sie und ihn zu einem Kognak (oder war es ein Whisky) eingeladen.

ENTSCHLEUNIGEN heißt die neue Zauberformel

Alles muss immer schneller gehen, noch billiger werden, noch mehr Spaß machen. Vielen geht dieser Trend schon lange auf die Nerven.

»Small is beautiful« heißt es jetzt, Slow Food statt Fast Food. Langsam essen und genießen. Geiz ist geil? Schnee von gestern! Klasse statt Masse klingt doch viel besser!

Die Hollywood-Promis, allen voran Madonna, hört man, leben neuerdings nach der Devise LOHAS – Lifestyle of Health and Sustainability, was so viel heißt wie »Lebensstil: Gesundheit und Nachhaltigkeit«.

Diesem neuen Konsumententyp, der auch »kulturell-kreativ« genannt wird, sollen bereits dreißig Prozent der Verbraucher in den USA entsprechen. Madonna pflegt ihre Schönheit angeblich sogar mit einer bekannten deutschen Naturkosmetik. Was sie allerdings nicht hindert, in einer Frauenzeitschrift für Botox Reklame zu machen. Und das ist ja nun bekanntlich ein Nervengift. Madonna wird zudem von Tierschützern als Trägerin von Tierpelzen geächtet. Alles nicht ganz logisch. Was ist wohl an Botox nachhaltig?

Ach ja, es war einmal, da ließen sich berühmte Models nackt fotografieren: »Lieber nackt als Pelz«. Lang, lang ist's her …

Also jetzt ist LOHAS »in«. Hoffentlich auch Schluss mit der

ewigen Beschleunigungssucht. Denn: Entschleunigen lautet die Zauberformel.

Was das Essen betrifft: Wenige, dafür aber köstliche zarte Speisen in Ruhe und bewusst genießen – das wär's doch!

Wer ständig in einem Beschleunigungstaumel lebt, weiß allerdings, wie schwierig es ist, den Fuß vom Gaspedal zu nehmen, auch symbolisch gemeint.

tipp

Apropos Entschleunigen …

Der Bioanalytiker Peter H. Martens berichtet, dass Himalaja-Bergsteiger auf ihrer beschwerlichen Klettertour etwas Interessantes erlebten.

Wer auf einen hohen Berg steigen will, braucht viel Kraft und alle Reserven, um ein solches Abenteuer heil zu überstehen. Je höher er steigt, desto dünner wird die Luft und umso mehr wird jedes Kilo des eigenen Körpers zu einer schweren Last. Deshalb engagieren die Kletterer einheimische Helfer (Sherpas), die geduldig die Lasten der Ausrüstung auf den Berg schleppen. Doch dann geschieht etwas Merkwürdiges. Plötzlich setzen die Träger sich ohne erkennbaren Grund auf den Boden und weigern sich beharrlich weiterzugehen. Nach dem Grund ihres Verhaltens gefragt, erklärten die Sherpas den Bergsteigern: »Wir müssen hier warten. Unsere Seelen müssen erst nachkommen …«

Unsere Haustiere können das fabelhaft. Besonders die Katzen. Eben noch höchste Konzentration beim Fangen von Maus oder Fliege – einen Augenblick später tiefste Entspannung.

Aus »meinem« indischen Ashram habe ich ein Entschleunigungsritual übernommen, das sogar in meinem Landtagsbüro funktioniert hat. Wenn wir drohten hektisch zu werden, läutete eine der Mitarbeiterinnen oder ich ein Glöckchen – und alle erstarrten minutenlang wie bei Dornröschen in der Pose, in der wir uns gerade befanden.

Plötzlich fühlt man sein Herz schlagen und die Vögel zwitschern und das Rauschen der Klospülung von nebenan – alles wird bewusst wahrgenommen, ohne zu urteilen, und losgelassen.

Gerade Burn-out-Gefährdeten ist das Entschleunigen sehr zu raten!

Können ERDSTRAHLEN krank machen?

Und ob, ebenso wie Mobilfunksendemasten und Handys.

Da können die ewig wissenschaftsgläubigen Materialisten noch so heftig mit dem Kopf schütteln und behaupten, es gebe keine Beweise. Erdstrahlen und Magnetfelder können fast alle Arten von Beschwerden und Erkrankungen auslösen – je nachdem, wo die Schwachstellen in unserer Konstitution liegen. Steht mein Bett auf einer geopathischen Zone, kann ich kein Auge zumachen.

Hätte vor hundert Jahren ein Normalbürger vorausgesagt, es werde bald Apparate geben mit Knöpfen, auf die man nur zu drücken brauche, um wahlweise einen Mann auf dem Mond landen oder den US-Präsidenten im Weißen Haus eine Rede halten oder Haifische und Schildkröten sich im Indischen Ozean unter Wasser tummeln zu sehen – er wäre für verrückt erklärt oder zumindest ausgelacht worden. So geht es heute noch oft den Pendlern und Rutengängern. Und doch ist der oben beschriebene Apparat, nämlich der Fernseher, eine Realität, die sich bei uns in fast jedem Wohnzimmer findet.

Es gibt wohl vieles, was wir als nicht existent ableugnen, nur weil wir es, vielleicht nur mangels erforderlicher Apparate und Knöpfe, (noch) nicht sichtbar machen können.

»Mein neu gebautes Haus hat meine Frau umgebracht«, erzählte mir ein Bekannter. »Vorher kerngesund, bekam sie Leberkrebs. Leider erst viel später habe ich das Haus von einem Radiästheten untersuchen lassen – ihr Bett lag genau über einer geopathischen Zone.«

Vor Jahren noch als Spinner verlacht, werden Pendler und Rutengeher heute zunehmend auch von seriösen Ärzten zu Rate gezogen, um Schlaf- und Arbeitsplätze von Patienten zu untersuchen. Oft pendeln und rutengehen die Ärzte sogar selbst, wenn auch meist heimlich. Dennoch werden Pendeln und Rutengehen langsam salonfähig, da inzwischen ja auch wissenschaftlich anerkannte Messgeräte zur Verfügung stehen.

Ich hatte das Glück, eine der bekanntesten österreichischen Rutengängerinnen, Käthe Bachler, kennenzulernen. Sie hat Hunderte von Schulbänken bzw. ihre Plätze untersucht und

Kinder durch simples Umsetzen auf einen anderen, strahlenfreien Sitzplatz von schweren Störungen und Krankheiten befreien können.

Ich habe Frau Bachler zu einigen ihrer Patienten begleiten dürfen, und sie hat mich dabei in die Geheimnisse von Pendel und Rute eingeweiht. Dabei stellte ich fest, dass Rutengehen und Pendeln alles andere als eine Geheimwissenschaft ist und von jedem sensiblen Menschen durchgeführt werden kann. Wenn man begriffen hat – was ja auch die moderne Physik bestätigt –, dass alles, auch alle Materie, aus Schwingungen besteht, ist leicht zu verstehen, dass es nur der entsprechenden Apparate bedarf, um diese Schwingungen sichtbar zu machen. Solche sind eben auch Pendel und Rute.

Die durch geopathische Zonen verursachten Beschwerden können sich in nervösem Kribbeln äußern, in Schlaflosigkeit, Nachtschweiß, Müdigkeit und Abgeschlagenheit am Morgen, Appetitlosigkeit, Erbrechen, Lebensunlust, Nervosität, Krämpfen und Herzklopfen, in schlimmen Fällen bis hin zu Lähmungen, schweren Depressionen und sogar Krebs.

Manchmal genügt eine Verschiebung des Bettes oder Arbeitsplatzes um nur einige Zentimeter, und es ist eine sofortige Befreiung von den störenden Symptomen zu bemerken.

Bereits beim Hausbau müsste ein professioneller Radiästhet zu Rate gezogen werden, wie das früher gang und gäbe war. In China wurde die Rute zu diesem Zweck schon vor viertausend Jahren benutzt.

An einigen typischen Zeichen kann der aufmerksame Beobachter leicht herausfinden, wo eine geopathische Zone vorliegt und wo ein Platz strahlenfrei ist. Es gibt Pflanzen und auch Tiere, die sich auf geopathischen Zonen wohlfühlen. Der Lieblingsplatz Ihrer Katze befindet sich wahrscheinlich auf einer geopathischen Zone. Ihr Hund dagegen wird sein Körbchen meiden, sollte es zufällig auf einem solchen Platz stehen. Vögel bauen ihre Nester nie über geopathischen Zonen. Wo der »Klapperstorch« nistet, freut man sich auf gesunden Nachwuchs. Sind Haustiere auf geopathischen Plätzen angebunden, wie z. B. in Ställen, führt das zu Unfruchtbarkeit, Lähmungen, Fehlgeburten, Seuchen, hohem Futterverbrauch bei geringer Milchleistung, Unruhe im Stall, verminderter Lebensdauer.

Bei Menschen scheint es ähnlich zu sein.

Ein bekannter Rutengänger erzählte mir, er habe in Wien die Häuser einer ganzen Straßenseite untersucht, wo eine Frau nach der anderen eine Fehlgeburt erlitt. Unter all diesen Wohnungen flossen regelrechte Bäche, die die Lebensqualität schwächten.

Eine junge Bäuerin im Nachbardorf, Mitte zwanzig, litt an schwersten Depressionen und musste sich in psychiatrische Behandlung begeben. Nichts half. Die Mutter war einige Jahre vorher, nur Mitte vierzig, einem Herzleiden erlegen. Die bis dahin gesunde Tochter schlief seit dem Tod der Mutter in deren Bett. Ich empfahl ihr, einen Rutengänger zu Rate zu ziehen. Er stellte fest, das Bett, in dem zuerst die Mutter, später die Tochter erkrankt war, stand über einer Kreuzung. Das Bett

wurde umgestellt, das Mädchen war praktisch sofort wieder
gesund und lebenslustig wie früher.

tipp

Übrigens: Auch Strom aus der Steckdose neben dem Kopfen-
de des Bettes kann krank machen, ebenso ein elektrischer Wecker. Sie haben doch hoffentlich einen Netzfreischalter (siehe
das Kapitel »Schlaflos – nicht nur in Seattle«).

(Siehe unter Adressen das Institut für Baubiologie und Öko-
logie)

ERKÄLTUNGEN müssen nicht sein

… doch auch mich erwischt sie gelegentlich noch, die sogenannte Erkältung, die natürlich gar nichts mit Kälte zu tun hat.

Immer liegt ihr ein Fehlver-
halten zugrunde, vor allem ein
überzogenes Leistungskonto:
zu wenig Schlaf, psychische
Überanstrengung, überheiz-
te Räume, Ernährungsfehler.
Wie wäre es sonst zu erklären,
dass der eine die Erkältung bekommt, der andere, der den-

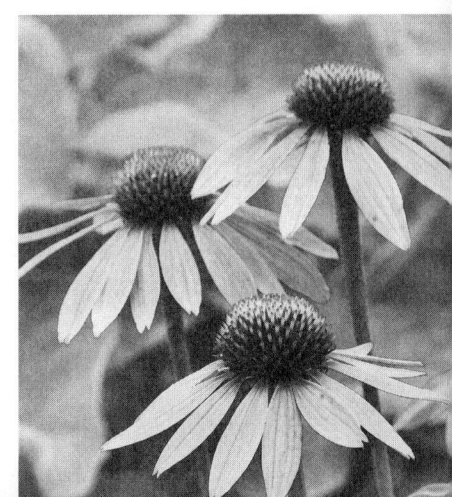

selben »Bedingungen« ausgesetzt war, aber nicht? Man sagt: »der Tod sitzt im Darm« – auch die Erkältung sitzt da!

Die Abwehrkräfte gilt es also zu stärken.

Wir alle kennen die ersten Symptome: ausgetrocknete Nasenschleimhäute, dicker Kopf, Schluckbeschwerden, Halsschmerzen, geschwollene Mandeln oder Mandelreste.

Ich nehme zur Stärkung der Abwehrkräfte Echinacea, im Handel auch als Echinacin, Echinatruw oder Pascotox erhältlich (vorbeugend dreimal täglich zwanzig Tropfen in einer Flüssigkeit einnehmen). Wenn es bereits brennt, zur Stoßbehandlung einmal vierzig Tropfen, anschließend alle ein bis zwei Stunden zwanzig Tropfen. Manchmal hilft das schon, der beginnenden »Erkältung« den Garaus zu machen.

Dasselbe gilt für das Komplexmittel Infludo der Firma Weleda, das u. a. Aconitum, Bryonia, Eucalyptus und Phosphorus in homöopathischen Dosen enthält. Und vorbeugend bereits zum Schüßler-Salz Ferrum phosphoricum greifen.

Weitere Maßnahmen:
1. Fasten: Unter Umständen genügt es, das Abendessen ausfallen zu lassen und stattdessen einen Einlauf zu machen. Ein Einlauf mit warmem Kamillentee wirkt nicht nur der Erkältung entgegen, sondern bringt auch eine enorme Erleichterung des Allgemeinbefindens. Und dann sofort ins Bett (eventuell den Einlauf wiederholen).
2. Heiße Getränke trinken: Holundersaft mit Zitrone, einem

Teelöffel Honig, einer Prise gemahlener Nelken; oder Lindenblütentee mit Honig.

3. Selbst im Restaurant möglich: geriebenen Meerrettich essen, mit etwas Sahne verrührt. Ein vorzügliches natürliches Antibiotikum.

4. Auch Kresse, Zwiebeln und Knoblauch sind ausgezeichnete Antibiotika.

5. Wiederholte Ganzkörperwaschungen mit einem in kaltes Wasser getauchten Lappen. Vorher muss der Körper gleichmäßig warm sein. Dann unabgetrocknet zurück ins Bett.

6. Ein heißes Fußbad mit einer Handvoll aufgelöstem Salz nehmen.

7. Ein heißes Vollbad mit anschließendem Nachschwitzen im Bett, in ein Badetuch und eine Decke eingewickelt. Dann lauwarm abwaschen, zurück ins Bett, am besten mit frischer Bettwäsche. Nicht mehr zu warm zudecken, damit man nicht nachschwitzt.

In die Sauna gehe ich nicht mehr, wenn die »Erkältung« bereits im Gange ist, weil sie sich dann erfahrungsgemäß verschlimmert.

Und schlafen, schlafen, schlafen! Ideal wäre es, einen ganzen Tag im Bett zu bleiben und sich der Erkältung und dem Gesundwerden hinzugeben.

Und in Zukunft die Signale des überforderten Körpers besser beachten – leicht gesagt!

FASTEN heißt nicht hungern

> *»Beten bringt die Menschen*
> *den halben Weg zu Gott voran.*
> *Das Fasten aber führt sie*
> *bis an die Pforten des Himmels.«*
> Mohammed

Fasten wird von vielen Menschen mit Hungern verwechselt. Der Unterschied ist jedoch gewaltig. Wenn ich faste, enthalte ich mich freiwillig der Nahrung, um Körper und Geist zu reinigen, zu entrümpeln. Fasten ist eine geistige Leistung – sie war und ist in allen Hochkulturen selbstverständlich.

Beim Fasten wird der Körper gezwungen, die bisher durch die Nahrung zugeführten Energien aus sich selbst zu beziehen, seine Depots anzuzapfen. Dadurch werden verschiedene Prozesse in Gang gebracht: Muskelverhärtungen und Blockaden von Körperenergie aufgelöst, über Monate oder gar Jahre abgelagerter Ballast abtransportiert. Das Großreinemachen ist so enorm, dass alte, nicht ausgeheilte Krankheiten wieder aufflammen können, um dann endgültig zu verschwinden.

Genauso wichtig ist jedoch der seelische und geistige Aspekt des Fastens. Da mit dem Fasten oft oder meistens eine physische Schwächung einhergeht, versuche ich, meine Fastentage in eine Zeit zu legen, in der ich möglichst wenige Verpflichtungen habe. Allerdings sind die Fastenerfahrungen sehr unterschiedlich – bei manchen Menschen nimmt die Spannkraft und Lebensenergie sogar zu. Längeres Fasten sollte jedoch unbedingt unter Aufsicht eines Arztes durchgeführt werden. Menschen, die von Fastenzeiten bis zu vierzig Tagen berichten, schildern ungeahnte Euphorie- und Glückszustände – so weit habe ich es nicht annähernd gebracht, meine Fastenerfahrung begrenzt sich auf je eine Woche oder zehn Tage im Frühling und eine Woche oder zehn Tage im Herbst. Lasse ich diesen Hausputz für Körper und Seele einmal aus, weil ich meine, keine Zeit zu haben, ist besonders im Winter meine Abwehrkraft geringer, und ich »erkälte« mich leichter.

Ich habe alle möglichen Fastenarten probiert: nur Wasser getrunken – am dritten Tag wurde ich ohnmächtig; die Mayer-Kur mit alten Semmeln und Milch; ich habe nur Gemüsebrühe getrunken oder nur Obstsäfte, alles schluckweise über den Tag verteilt ... Ergebnis: Ich fühle mich bei allen Fastenvarianten schlapp und habe das Bedürfnis, mich zwischendurch hinzulegen.

Ein Hinweis auf einige unangenehme Begleiterscheinungen beim Fasten: Durch die gründliche Reinigung können sich Hautbeschaffenheit, Stuhl und Urin verändern, es kann Mund- und Schweißgeruch auftreten. Die Zunge kann morgens millimeterdick weißlich belegt sein. Eventuell die Zunge mit einer Extra-Zahnbürste abbürsten oder mit einem Yoga-Zungenreiniger, den Sie in einschlägigen Geschäften bekommen, abschaben. Im Allgemeinen nach sieben Tagen, in manchen Fällen aber auch erst nach zwölf oder noch mehr Tagen ist die Zunge eines Morgens wieder appetitlich rosa.

Das Fastenbrechen geschieht bei mir je nach Bedürfnis und Witterung mit Frischkost total, die sich möglichst über eine

Woche hinzieht, oder gedünstetem Gemüse mit Pellkartoffeln oder gekochtem Getreide. Am besten ausprobieren. Und auch beim Fasten gilt: Nichts mit Gewalt, nicht übertreiben.

Haben Sie übrigens gewusst, dass man eine Fastenkur möglichst bei abnehmendem Mond durchführen sollte?

In »meiner« Naturklinik wird seit über zwanzig Jahren ein besonders sanftes Fasten durchgeführt, ein Heilfasten ohne Hungern. Dabei muss der Heilfastende nicht ganz auf feste Nahrung verzichten, gespart wird an Fett, Salz und Zucker. Er schult seine Sinne an einem speziellen Fastenbuffet und lernt dabei, wieder auf die Impulse seines Körpers zu hören. Man genießt schweigend.

Kurz kommt Wehmut auf, als ich an die Fastenwanderung mit »meinem« Chiemgauer Heilpraktiker Herbert Huber den-

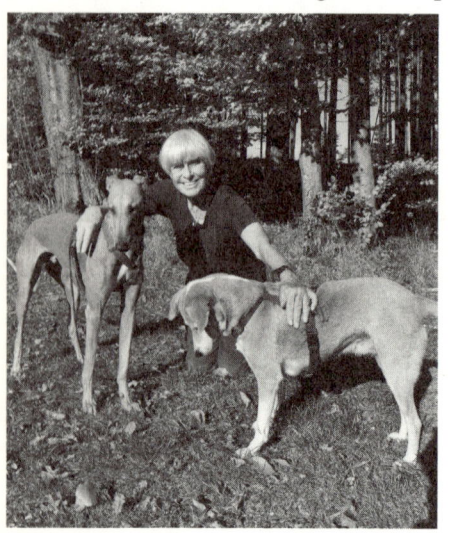

ke. Ich war bereits 79 Jahre alt, es ging über Stock und Stein, bis an die physischen und auch psychischen Grenzen, manchmal darüber hinaus, fünf bis sieben Stunden lang, nur mit Säften, Kräutertee und Gemüsebrühe. Meine beiden Hunde waren dabei, der junge Osho und Buddhina, noch ahnte ich nichts von dem, was kommen würde, wir waren so glücklich.

FREITOD – darf ich mir das Leben nehmen?

In meinem nicht immer leichten Dasein, das vor allem in der ersten Hälfte nach Kriegsende von Lebensüberdruss und Todessehnsüchten begleitet war, schien der Gedanke geradezu tröstlich, dass ich dieses Leben selbst beenden könnte. Ich behaupte nach wie vor, der Freitod ist die einzige Freiheit, die der Mensch überhaupt hat. Unendlicher Trost und Hilfe, es zu ertragen.

Heutige Umfragen zeigen, dass ein Großteil der Bevölkerung eine aktive Sterbehilfe befürwortet und eine Gesetzesänderung verlangt.

Ich bin Mitglied in zwei Organisationen, die sich dafür einsetzen. Aber wann ist der richtige Zeitpunkt?

Ich hatte einer langjährigen Seelenfreundin* versprochen, sie in die Schweiz zu begleiten, wenn ihr Entschluss, dieses Leben zu beenden, nicht mehr zu ändern wäre.

Markus, ein gemeinsamer Freund von uns, verweigerte die Begleitung mit dem Hinweis auf Angelikas Verantwortung gegenüber unserer Aufgabe: dem Schutz der Tiere.

Wir trafen uns mit einer weiteren Freundin zu einer Aussprache, in deren Verlauf Angelika ihre Entscheidung schließlich rückgängig machte, in eine kleinere Wohnung umzog und trotz fast unerträglicher körperlicher Beschwerden beschloss weiterzuleben.

---

* Namen der Personen wurden geändert

Ein Jahr später fragte ich sie: »Wie fühlt es sich an, ein ganzes Jahr lang noch nicht tot zu sein?«

Ihre Antwort:

»Es war kein Tag wie jeder andere. Meine Gäste waren meine engsten Freunde. Was uns verband, war zur bestimmenden Haltung unseres Lebens geworden: Wir konnten und wollten nicht hinnehmen, was in unserer Gesellschaft seit Mitte des vorigen Jahrhunderts begann und immer dominanter wurde, nämlich der unwürdige Umgang mit Tieren, vor allem mit den sogenannten Nutztieren.

Ich wollte mich von meinen Freunden verabschieden, um zu gehen. Es war ernst gemeint. Das Hotel war gebucht, das Flugticket in der Handtasche. Ich erklärte ihnen die Gründe. Ich war alt, hatte verschiedene ernsthafte Krankheiten erlitten, Herzinfarkt und Krebs, hatte keine Angehörigen – die Folge des Regimes in Deutschland, das von 1933 bis 1945 bestimmte Menschengruppen umgebracht hatte. Für die unmittelbare Zukunft würde mir nichts anderes übrigbleiben, als in ein Altenheim zu gehen.

Ich wollte das nicht. Noch merkte man mir keine Hinfälligkeit an. Meine Freunde waren entsetzt, sie argumentierten gegen diese Entscheidung, aber ich blieb dabei. Was schließlich die Wende herbeiführte, war die Bemerkung von Markus: ›Du hast nicht nur die Verantwortung für dich selbst. Wir arbeiten in der Öffentlichkeit, und wenn einer von uns eine solche Handlung begeht, ist das das Eingeständnis der Resignation. Es macht unsere Arbeit unglaubwürdig. Denn wir sind da, um die Verhältnisse und Einstellungen gegenüber unseren Tieren zu verändern, zum Guten, zum Lebenswerten.‹

Das hat mich überzeugt, und so bin ich geblieben, sitze immer noch am Computer und tue meine Arbeit für die Tiere. Und etwas ist geschehen, ich glaube, dass es der Anfang von etwas nicht mehr Aufzuhaltendem ist, etwas Entscheidendem: das Denken der Menschen beginnt, sich zu ändern. Der Beweis liegt vor mir, in Gestalt von Büchern. Ich greife eines heraus. Die Verhaltensbiologen Marc Bekoff und Jessica Pierce haben über ›Mitgefühl und Empathie im Tierreich‹ geschrieben, in einer Sprache, wie sie noch nie im Zusammenhang mit Tieren Verwendung gefunden hat. Sie sprechen von moralischen Verhaltensweisen der Tiere, von ihrem gegenseitigen Mitgefühl, von ihrem Streben nach Gerechtigkeit, ihrer Fähigkeit zur Trauer. Ich halte das für den Beginn des entscheidenden Wandels in der Einstellung des Menschen zum Tier. Ihn miterleben zu dürfen, macht mich glücklich. Und ich bin froh, dass ich mich für das Leben entschieden habe.«

(Adressen im Anhang)

Zeigt her eure FÜSSE

Die ein Leben lang überstrapazierten Füße freuen sich über ein Salz- oder Natronbad und genießen es, kräftig massiert, durchgeknetet und eingeölt zu werden. Auch über die Füße können im Körper angesammelte Schadstoffe ausgeschieden werden.

tipp

Zur Kräftigung der Füße: Abwechselnd auf den Zehen, den Fersen, den Innen- und den Außenseiten gehen, dann abwechselnd nach innen und nach außen kreisen. Mit dem »Igel« die Füße massieren.

Lasst die GELENKE frohlocken

Mit Kräutern, frisch oder getrocknet, wie Galgant, Ingwer, Kurkuma (Gelbwurz) und Brennnessel können wir täglich Phytotherapie in der Küche betreiben. Die Teufelskralle wiederum ist mir als ziemlich bitterer Tee gegen Rheuma vertraut.

Einer Mischung aus allen genannten Kräutern zusammengenommen wird eine fabelhafte schmerzlindernde Wirkung bei Gelenkbeschwerden bescheinigt. Sie sollen sogar Gelenkknorpel bildende Fähigkeiten besitzen und Arthrose lindern, was ich bestätigen kann – meine Gelenkbeschwerden haben sich dadurch gebessert.

tipp

Vorschlag: Galgant-, Ingwer- und Kurkumapulver über den Salat streuen, Brennnessel- und Teufelskralleblätter als Tee trinken.

84

Und natürlich nicht die Schüßler-Salze vergessen! Die wichtigsten für die Gelenke – auch vorbeugend genommen – sind Kalzium fluoratum, Kalzium phosphoricum und Ferrum phosphoricum. Das Salz Kalium chloratum unterstützt den Heilungsprozess bei chronischen Gelenkerkrankungen.

Die GLÜCKLICHMACHER Banane, Nüsse und Schokolade

Warum machen die drei denn glücklich? Serotonin heißt das Geheimnis. Mein Freund Ruediger Dahlke erklärt das so: Serotonin, ein Neurotransmitter, hat die Aufgabe, in unserem Leben für gute Stimmung zu sorgen. Das Serotonin aktiviert die Stimmungszentren im Gehirn, das Ergebnis ist ein Gefühl von Zufriedenheit. Bei Stress und Sorgen sinkt die Stimmung und mit ihr der Serotoninspiegel. Wer sich viel ärgert, verbraucht viel Serotonin.

Gehen wir schlafen, wird das Serotonin in Melatonin umgewandelt und das während des Schlafes nicht verbrauchte Melatonin beim Aufwachen in Serotonin zurückverwandelt. Im Idealfall würden wir nach einem gelungenen Tag also gut schlafen und am nächsten Morgen erfrischt in einen neuen Tag starten.

Bei extremen Situationen, wie Depressionen und Zwangsstörungen, kann der Serotoninspiegel um bis zu fünfzig Prozent gesenkt sein. Die Lösung ist der Nachschub von Serotonin. Außerhalb des Gehirns baut es sich im Körper aus der essenziellen

Aminosäure Tryptophan auf. Diese ist nicht nur in vielen tierlichen Lebensmitteln, wie Fleisch, Fisch und Milchprodukten, enthalten, sondern auch in vielen pflanzlichen, wie Sojabohnen, Erbsen, Erdnüssen, Haselnüssen, Walnüssen, Cashewkernen, Sonnenblumenkernen, Kakaobohnen, Haferflocken, Weizenkeimen, Ananas, Pflaumen, Tomaten, Kiwis, Mais-Vollkornmehl und in ungeschältem Reis. Tryptophanreich essend, kann man demnach dafür sorgen, dass der Körper immer wieder genug Serotonin produziert, man sich gute Laune also regelrecht anessen kann und Depressionen wegessen (könnte).

Auch Licht kurbelt die Serotoninproduktion an. Im lichtarmen Norden sind Winterdepressionen weit häufiger, ebenso die Selbsttötungsraten. In der Endokrinologie wird das Neurohormon Serotonin sogar als Suizidkontrollhormon bezeichnet.

Im Winter, in der lichtarmen Zeit, steigt der Verzehr von Schokolade – die Nikoläuse haben Hochkonjunktur!

Serotonin soll sogar bei extremer Eifersucht helfen …

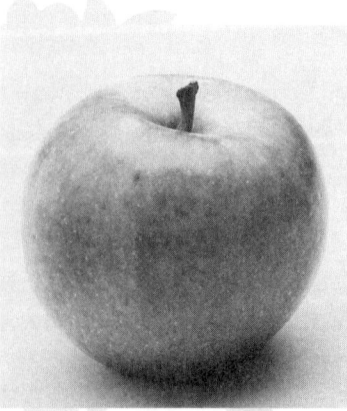

Die Großmutter eines Freundes aß als Betthupferl jeden Abend einen Apfel und ein Stück Schokolade.

Berichtet wird allerdings nicht, ob vor oder nach dem Zähneputzen. Sie wurde fast neunzig Jahre alt und besaß noch alle Zähne!

Ein anderer Glücklichmacher wird von den Experten

in diesem Zusammenhang merkwürdigerweise nicht erwähnt: Das Leinöl!

Auf dem Weg zur königlichen HALTUNG heißt es: Kopf hoch!

Wer wie ich von der Natur nicht mit einem Schwanenhals aus-gestattet wurde, muss sich besonders anstrengen, damit im Alter der Kopf nicht halslos in den Schultern versinkt.

Sehr hilfreich ist dabei folgende Vorstellung, die sich über-all zwischendurch praktizieren lässt und die ganze Wirbel-säule streckt:

tipp

Übung:
Meine Füße sind im Boden fest verwurzelt, mein Scheitel hin-gegen ist wie mit einer Perlenschnur im Firmament verankert.
- Dabei drücke ich die Schultern nach hinten unten, das Be-cken schiebe ich nach vorn.
- Gleichzeitig ziehe ich so mit dem Brustmuskel die Brust nach oben und die Bauchdecke nach innen und atme gleichmäßig weiter. (Bauchatmung siehe die Kapitel »Yoga«, S. 159, »At-men«, S. 52, sowie die Schildkrötenübung, S. 101 f.)
- Die Übung hört sich komplizierter an, als sie ist, und wird zur Gewohnheit wie das Zähneputzen.

Bei meinen Wartezeiten auf Bahnhöfen fällt mir immer wieder auf, wie auch erschreckend viele junge Menschen mit krummem Rücken dastehen, den Kopf fast neunzig Grad nach vorn gesenkt – ein Kopf, der vier bis fünf Kilo wiegt und senkrecht auf der Wirbelsäule sitzen sollte! Die ganze Statik gerät durcheinander, die Folge sind Rücken- und Kopfschmerzen, und schön sieht es auch nicht gerade aus.

Vielleicht haben Sie mit ein paar Freundinnen Lust, sich gegenseitig im Profil zu fotografieren? Sie werden staunen, wie und wo Ihr Kopf sitzt!

Das muss aber nicht so bleiben.

HEILERDE – eines der ältesten Naturheilmittel

Mit Heilerde bin ich aufgewachsen. Einem Furunkel am Mund wollte der Arzt mit dem Messer zu Leibe rücken; meine Mutter strich einen Brei aus Heilerde drauf – und weg war es. Gegen Kriegsende wurde meinem Bruder ins Bein geschossen; unsere unerschütterliche Mutter machte ihm einen Umschlag aus Heilerde, und die Wunde verheilte ohne Komplikationen.

Heilerde ist eines der ältesten Naturmittel, das wir kennen. Ihre Wirkung beruht darauf, dass sie Gift- und Schadstoffe über die Haut- oder Schleimhaut-Oberfläche aus dem Körper zieht. Sie enthält eine natürliche und daher harmonische Zusammensetzung von Mineralstoffen und Spurenelementen.

Innerlich eingegeben, in Wasser oder Kräutertee verrührt, hilft Heilerde bei Magen- und Darmstörungen und Entzün-

dungen im Mund und Rachen (z. B. auch bei Zahnfleischent-
zündungen).

Äußerlich angewandt wirkt sie gegen sämtliche Schwellun-
gen und Entzündungen, als Sofortmaßnahme bei Insektensti-
chen und Sonnenbrand, bei Geschwüren, Furunkeln, Nagel-
bettentzündungen, Hautallergien.

Gute Erfolge kann man ebenfalls bei Pickeln, Akne und anderen Hautunreinheiten erzielen, weshalb Heilerde auch für
Gesichtspackungen verwendet wird.

Einen Teelöffel Heilerde rühre ich in meinen abendlichen
Fencheltee, und zwar die grüne Argile verte aus Frankreich.
Sie schmeckt angenehm süß. Auch Hund und Katz streue ich
sie ins Futter.

HERZ-KREISLAUF-PROBLEME begleiten mich seit meiner Kindheit

Auf dem täglichen Schulweg mit der Bahn aus meinem Hei-
matdörfchen in der Mark Brandenburg nach Berlin-Lichter-
felde kippte ich regelmäßig um, wenn ich länger stehen musste.

Es war mir absolut unvorstellbar, wie mein empfindsames
Herz es schaffen sollte, so lange durchzuhalten – mehr als
höchstens zwanzig Jahre hätte ich ihm nicht zugetraut. Nun,
es war offensichtlich anders geplant.

Jedenfalls hatte ich genügend Gelegenheiten, auszuprobieren, was hilft, wenn das Herz, dem ja kaum jemals Ruhe ge-
gönnt wird, plötzlich stolpert, rast, aussetzt. Vor allem Stär-

kung ist angesagt, und da lobe ich den Weißdorn über den grünen Klee.

Die berühmte Klosterfrau Hildegard von Bingen (1098–1179) hielt Galgant, eine Pflanze aus der Familie der Ingwergewächse, für das »Gewürz des Lebens«. Sie empfahl ihn bei Herzbeschwerden, aber auch bei Magen- und Darmkrankheiten: »Wer Herzweh hat und im Herz schwach ist, der esse bald genügend Galgant, und es wird ihm besser gehen.«

Die Galgantwurzel habe ich, als gepresste Tablette, in der Handtasche immer dabei.

In der Küche streue ich das Galgantpulver über den Salat.

tipp

Hildegards **Honig-Petersilien-Wein**
tut dem Herzen gut.

1 l	Wein
10	Petersilienstängel
2 EL	Weinessig
300 g	Honig

Wein, Petersilienstängel und Weinessig zehn Minuten kochen. Den Honig zugeben, eine Minute kochen und heiß in eine saubere Flasche füllen.
Die Flasche sollte sehr sauber und mit Alkohol ausgespült sein, die Petersilienstängel unbedingt aus biologischem Anbau.

Hildegards Wein zur Kreislaufstärkung

100 g Rosmarin in 1 l Weißwein vier Tage ziehen lassen, dann abseihen.

Morgens ein Stamperl davon trinken.

Hinzu kommen Akupressur, Atemübungen, Meditation (siehe die entsprechenden Kapitel).

Bei kleinen Unpässlichkeiten HOMÖOPATHIE zu Rate ziehen

Vor Jahrzehnten hat mir ein junger Arzt gegen irgendwelche Leiden eine ganze Palette von hübschen bunten Pillen verordnet. Ich dachte: So ein toller Arzt! So eine Menge Medikamente!

Leider denken viele so. Je mehr ein Arzt verschreibt, desto angesehener ist er. Schon deshalb, weil man als Patient auf diese Weise ja nichts an seiner Lebenshaltung zu ändern braucht. Die Pillen werden es schon richten, dass die überanstrengte Gallenblase nicht weiter streikt, die erschöpfte Bauchspeicheldrüse in ihrem verzweifelten Kampf mit den Süßigkeiten nicht nachlässt.

Glücklicherweise wenden sich inzwischen doch immer mehr Menschen einer sanfteren Medizin zu, die nicht gleich mit der Keule zuschlägt. Besonders die Homöopathie feiert Triumphe.

In der Homöopathie arbeitet man nach dem Prinzip: »similia similibus curantur«, Ähnliches möge mit Ähnlichem geheilt werden. Daher auch das Wort Homöopathie vom griechischen homoios = ähnlich und pathos = das Leiden. Ein kranker Mensch mit all seinen Symptomen wird also durch eine Arznei geheilt, die in sich die Kraft hat, beim gesunden, sensiblen Menschen in der Arzneimittelprüfung ähnliche Symptome hervorzurufen, wie sie der kranke Mensch als Ausdruck seiner Krankheit zeigt. Die Arznei wird keine Symptome wie Schmerz, Fieber usw. unterdrücken, sie kann aber die Regulationskräfte und Selbstheilungskräfte des kranken Menschen spezifisch anregen und dadurch zu einer Heilung führen.

Dieses Prinzip der Homöopathie ist schon in den Schriften von Hippokrates und Paracelsus erwähnt; formuliert und für die Praxis verwertbar gemacht wurde es aber erst durch den deutschen Arzt Dr. Samuel Hahnemann (1755–1844). Er wollte einfach wissen, welche Reaktionen die verschiedenen Heilpflanzen am gesunden Menschen auslösen können und machte daher, wie viele große Ärzte, Selbstversuche.

Die Wirkung von homöopathischen Arzneien hat nichts mit Einbildung zu tun, denn sie ist auch bei kleinen Kindern und Tieren zu beobachten.

Homöopathische Arzneien sind in flüssiger Form, als Pulver, Tabletten und als winzige Zucker-Streukügelchen (Globuli) erhältlich. Diese sind besonders beliebt bei Kindern und Tieren, weil sie süß schmecken.

Als Faustregel für die Einnahme homöopathischer Arzneien gilt: Akute Leiden verlangen niedrige, chronische hohe Potenzen. Wobei es sich von selbst versteht, dass bei chronischen Krankheiten immer ein Arzt zu Rate gezogen werden sollte. Akute Beschwerden lassen sich nach einiger Erfahrung und Kenntnis der individuellen Körperreaktionen meist gut selbst behandeln.

In akuten Fällen nimmt man im Allgemeinen ein- bis dreistündlich drei bis fünf Tropfen in einem Teelöffel Wasser oder eine kleine Messerspitze (erbsengroß) des Pulvers oder eine Tablette oder fünf Streukügelchen. Pulver, Tabletten und Streukügelchen lässt man im Mund zergehen. Die Mittel wirken am besten, wenn sie morgens auf nüchternen Magen, vor den Mahlzeiten und abends vor dem Schlafengehen eingenommen werden. Bei chronischen Leiden genügt meistens ein- bis dreimaliges tägliches Einnehmen.

Weitere Regeln für die Anwendung homöopathischer Arzneien:

- Wenn ein Mittel bei akuten Fällen nach einigen Stunden noch keine Besserung gebracht hat, ist es das falsche und hilft auch bei längerer Einnahme nicht.
- Das richtige Mittel kann zunächst eine Verschlimmerung herbeiführen. In diesem Fall eventuell nach Absprache mit dem Arzt eine höhere Potenz des gleichen Mittels probieren.
- Nicht mehrere Mittel gleichzeitig oder im Wechsel nehmen.
- Während der Einnahme homöopathischer Mittel Kaffee, schwarzen Tee, Kräutertee mit medizinischer Wirkung, wie Kamillentee, Abführ- und Nierentee, meiden; eben-

so auf chininhaltige Getränke, Kräuterliköre und andere Medikamente verzichten, es sei denn, sie sind ausdrücklich und in Kenntnis der Einnahme des homöopathischen Mittels verordnet; ferner Hustensirup und Hustenbonbons, Schlaf- und Beruhigungsmittel, Aufputsch- und Abführmittel (auch pflanzliche) sowie Salben und Bäder mit starken ätherischen Ölen (Kampfer, Eukalyptus, Menthol usw.) meiden.

Ein paar Beispiele über den Einsatz von homöopathischen Arzneimitteln:

- Die **Rinde des Seidelbastes** ruft bei einem gesunden Menschen Hautausschläge hervor, die der Gürtelrose ähneln. Also findet eine Tinktur von Seidelbast in homöopathischer Potenzierung bei Gürtelrose Verwendung.

- Jemand leidet an Schlaflosigkeit, die der nach dem Genuss von Kaffee ähnelt. Ihm wird **Coffea** helfen. Gerade bei Schlaflosigkeit gibt es allerfeinste Nuancierungen. **Nux vomica,** die Brechnuss, wird z. B. demjenigen verordnet, der nach drei Uhr morgens nicht mehr schlafen kann, weil er sich geärgert oder zu viel Wein getrunken hat. **Eisenhut** dagegen einem Menschen, den der Schlaf als Folge eines heftigen Schrecks flieht, und so fort.

- **Cocculus,** die **Kockelskörner,** verursachen Müdigkeit, Schwindel, Übelkeit. Sie bewähren sich entsprechend dem homöopathischen Prinzip also folgerichtig bei Reisekrankheiten sowie bei Übermüdungserscheinungen nach Nacht- und Schichtarbeit (speziell von Krankenschwestern).

- **Natrium muriaticum** bringt einen gesunden Menschen zum Grübeln und folglich kommt dieses Mittel zum Einsatz, wenn einem ständig die gleichen unangenehmen Gedanken an die Vergangenheit den Kopf zermartern.
- Bei Herzmuskelschwäche älterer Menschen empfiehlt sich **Crataegus**, der **Weißdorn**.
- Bei akutem Muskel- oder Gelenkrheumatismus, Ischias etc. **Rhus toxicodendron.**
- Gegen Entzündungen hilft Aconitum, das übrigens auch Pferden hilft, die aufgrund von zu viel Hafer und zu wenig Bewegung zu »Kreuzverschlag« neigen, wie es auf dem Lande heißt.

In der Homöopathie werden auch Teile von Tieren verwendet, wie das Gift von Schlange oder Biene – ein Problem für VeganerInnen.

Ein Spötter und Satiriker forderte dann auch flugs: Schluss mit der Massentierhaltung von Bienen! Ich musste lachen!

Natürlich können auch homöopathische Mittel schaden. Sie sollten deshalb niemals unkontrolliert und unbedacht genommen werden. Auch nicht über zu lange Zeit, schon um eine Abstumpfung auf feine Reize zu vermeiden. Allerdings werden sie nie so gefährliche Nebenwirkungen auslösen, wie dies häufig bei allopathischen Mitteln der Fall ist.

Eine Tatsache, die den berühmten Maler Zille zu folgendem Witz inspiriert hat: Eine Frau kommt aufgeregt mit ihrer Tochter an der Hand in die Praxis des Doktors gelaufen. Das Kind hat die ganze homöopathische Arznei auf einmal gegessen. »Mit oder ohne Verpackung?«, fragt der Arzt. »Ohne!«, ist die Antwort. Darauf der Arzt: »Na, denn is et ja jut!«

INKONTINENZ – wie man vorbeugen kann

Eine gute Übung (für Frauen): Wo immer Sie warten müssen, bei Rot an der Ampel, beim Zahnarzt, in der Straßenbahn: Pobacken und Vagina zusammenkneifen, halten und wieder loslassen. Überall praktizierbar!

Männliche Menschen werden ggf. entsprechend ihrer Anatomie verfahren.

KNEIPP – das heißt nicht nur kaltes Wasser

Meine Kindheit war von Kneippianern geprägt. Statt mit Kaffee erfrischte sich Tante Frieda mit einem Armbad, das seine belebende Wirkung gerade bei den Leistungstiefpunkten um elf Uhr vormittags und um fünfzehn Uhr nachmittags entfaltet.

War eins von uns fünf Kindern erkältet, machte Mutter uns Hals- oder Wadenwickel. Mein geliebter Vater, dessen empfindsame Seele ich wohl geerbt habe, hat halbe Nächte »kneippend« in der Badewanne zugebracht – genau wie ich später in schlaflosen Zeiten. Sie sind nicht mehr wegzudenken aus meinem Leben, die morgendliche kalte Dusche, anschließend an die warme, ebenso wenig die kalten Güsse, das heiße Fußbad nach der Sauna. Tau- und Wassertreten wurden eine liebe Gewohnheit; vor allem wenn Sie das Glück haben, dass Kuckuck, Lerche oder sonst ein Vögelchen Ihre hydrotherapeutischen Versuche musikalisch begleitet.

Pfarrer Kneipp war übrigens nicht Entdecker, sondern Wiederentdecker der Wasserheilkunst oder Hydrotherapie: Dem aus ärmlichen Verhältnissen stammenden jungen, lungenkranken Studiosus Sebastian Kneipp, geboren am 17. Mai 1821 in dem Dorf Stephansried im Allgäu, fiel ein medizinisches Werk mit dem Titel »Unterricht über die Kraft und Wirkung des frischen Wassers in die Leiber der Menschen« von 1738, verfasst von Dr. med. Sigmund Hahn, Arzt in Schweidnitz an der Oder, in die Hände. Kneipp nahm daraufhin Bäder in der eiskalten Donau, und zwar nachts, damit ihn niemand dabei beobachten konnte. Seine Gesundheit veränderte sich derartig zum Guten, dass sich bald die ersten Patienten meldeten, nämlich seine Mitstudenten, und um Güsse aus der Gießkanne baten. Trotz des Widerstandes von ärztlicher und kirchlicher Seite errichtete Kneipp dann später in Wörishofen einen regelrechten Sprechstundenbetrieb. Die Kneipp-Therapie war geboren – heute ist sie in der ganzen Welt anerkannt.

Kneipp hat immer den Menschen als Ganzes gesehen und eine Krankheit immer als eine Erkrankung von Körper, Seele und Geist behandelt. Die Kneipp-Therapie hat sich von Anfang an um die Anregung der körpereigenen Abwehrkräfte bemüht und befindet sich auch in diesem Punkt im Einklang mit heutigen Erkenntnissen.

Sie kann von jedermann und jederfrau angewendet werden und wird häufig verhindern, dass man zu Medikamenten greifen muss. Viele verbinden mit dem Wort Kneipp-Anwendung lediglich die vielleicht unangenehme Vorstellung von kaltem Wasser. Das Kaltwasser ist aber nur eine der heute ungefähr hundert praktizierten Anwendungsformen, die von kaltem, warmem, wechselwarmem bis zu heißem Wasser und sogar Dampf reichen. Sie alle setzen Reize über Waschungen, Güsse, Teilbäder, Wickel, Packungen oder Dämpfe.

tipp

Ein paar kneippsche Grundregeln:

- Der Körper sollte bei Beginn und auch am Schluss der Anwendungen warm sein. Der Leitsatz lautet dementsprechend: warm-kalt-warm.
- Das warme Wasser wirkt minutenlang ein, das kalte nur Sekunden.
- Mit dem kalten Guss wird immer an den Körperteilen begonnen, die am weitesten vom Herzen entfernt sind, also: Man beginnt am rechten Fuß, gießt an der Außenseite des Beins von unten nach oben, an der Innenseite von oben nach unten, ebenso am linken Bein, dann an der Außenseite des rechten Arms von der Hand aus nach oben, an der Innenseite nach unten, ebenso am linken Arm. Dann Bauch, Rücken, Brust – immer dem Herzen zu.

Nicht fehlen sollte der tägliche Schönheitsguss fürs Gesicht als Abschluss der täglichen Dusche.

Der geht so: Die Temperatur des Wassers sollte angenehm kühl bis kalt sein. An der rechten Schläfe beginnen: den Wasserstrahl über die Stirn führen bis zur linken Schläfe und zurück. Anschließend die rechte Gesichtshälfte mit drei senkrechten Strichen begießen, dann dasselbe links. Nun das Gesicht dreimal mit dem Wasserstrahl sanft umkreisen.

Zum Schluss das Gesicht abtupfen.

Zwischendurch das Atmen nicht vergessen – besonders das Ausatmen betonen!

Was tun bei KOPFSCHMERZEN und Migräne?

Zunächst einmal gilt es, die Ursache herauszufinden. Sind lebensbedingte Spannungen der Grund? Schlafe ich auf einer Störzone? Habe ich Amalgam in den Zähnen, ernähre ich mich falsch? Liegt eine Leber-Galle-Störung vor oder Wetterfühligkeit? Ist ein Hormon-Ungleichgewicht schuld oder ein Schaden der Wirbelsäule?

Trinke ich noch Bohnenkaffee oder schwarzen Tee?

Wenn Sie die Ursachen nicht eindeutig herausfinden können, ist eine exakte ärztliche Diagnose erforderlich.

Ich litt früher sehr stark an Kopfschmerzen, besonders bei Wetteränderungen, und habe es geschafft, so gut wie unabhängig von derartigen Einflüssen zu werden durch:

- die Umstellung der Ernährung auf vitalstoffreiche Vollwert-kost
- gelegentliches Fasten
- Wirbelsäulentraining
- positives Denken und
- schließlich Selbstakupressur
- Tritt ein bohrender Schmerz hinter dem Auge auf, kann der Genuss von Alkohol, Eiern, Schokolade (enthält sehr häufig DDT, bei uns verboten, aber in den Entwicklungsländern auf die Plantagen gespritzt), fettem Schweinefleisch und auch Kaffee die Ursache sein.

tipp

Zwei wunderbare Übungen gegen Stressfolgen, Kopfschmerzen, verkrampfte Schultern usw.:

- Sie sitzen oder stehen aufrecht und legen beide Hände auf den Bauch. Tief einatmen, dann ausatmen, dabei Kopf und Oberkörper so weit wie möglich nach links drehen (die Augen folgen der Bewegung), gleichzeitig das Becken nach rechts drehen.
- Einatmen und in die Ausgangshaltung (mit Blick geradeaus) zurückgehen.
- Nun das Ganze entgegengesetzt – Kopf, Augen und Oberkörper nach rechts drehen, Becken nach links.
- Einatmend in die Ausgangslage zurückkehren.
- Die Übung vier- bis sechsunddreißigmal wiederholen.

Die zweite, die Schildkrötenübung, hilft zusätzlich, Verspannungen in der Nackenmuskulatur zu lösen, wie nach langem Sitzen am Computer, überhaupt wenn einem etwas »im Nacken sitzt«, man zu viel »am Hals« hat, wenn man beginnt, »hartnäckig«, gar »halsstarrig« zu werden, wozu ich neige. Der Volksmund kennt so schöne Gleichnisse. Da läuft einem »eine Laus über die Leber«, hat man »die Nase voll«, nämlich Schnupfen, oder wird sogar von einem Hörsturz heimgesucht, weil man längst alles nicht mehr hören kann und will.

Ach ja, würde man immer auf die Signale des Körpers hören!

Die Schildkrötenübung stimuliert alle Nerven im Halsbereich, die zum Gehirn und zu den unteren Extremitäten führen, dehnt sie und versorgt sie mit Energie. Durch die gesteigerte Durchblutung werden Ablagerungen abtransportiert. Sie wirkt anregend und kräftigend auf Schilddrüse und Nebenschilddrüsen und verbessert dadurch den gesamten Stoffwechsel.

Wer die **Schildkrötenübung** täglich macht, fühlt sich jünger (kann ich bestätigen).

Sie können im Stehen oder im Sitzen üben, am besten gleich morgens nach dem Aufwachen und abends vor dem Schlafengehen.

tipp

Und so geht's:

- Das Kinn fest gegen das Brustbein drücken und die Schultern nach unten, dabei langsam einatmen.
- Den Kopf nach hinten senken, als wollten Sie mit dem Hinterkopf den Nacken berühren. Dabei langsam ausatmen. Gleichzeitig die Schultern so hoch wie möglich ziehen.
- Das Ganze zwölfmal wiederholen.

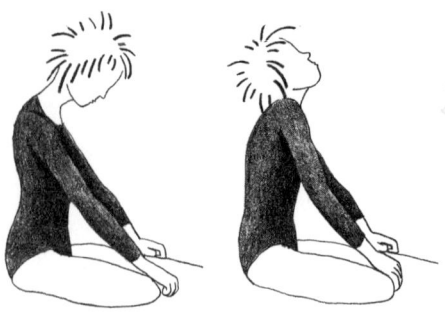

Krank durch KRÄNKUNG

»Angst essen Seele auf« – Titel eines unvergessenen Fassbinder-Films.

Als ich in den Sechzigerjahren in Hamburg Theater spielte, sprach mich im Postamt ein Mann an: »Wissen Sie, dass Sie schief sind? Ich habe Sie gestern Abend auf der Bühne gesehen. Ihre linke Hüfte ist mindestens einen Zentimeter höher als die rechte!«

Ich wusste es, professionelle Deformation – alles Folgen zwanzigjährigen Theaterspielens. Auch die 250 Ohrfeigen, die ich als »Ehrbare Dirne« erhielt – aus voller Kraft, versteht sich, wir wollten echt spielen! –, haben ihre Spuren hinterlassen (beschrieben im Kapitel »Tinnitus vorbeugen«).

Zu dieser Zeit hatte ich solche Beschwerden, dass ich oft auf allen vieren zum Telefon kroch, um den Chiropraktiker anzurufen, der mich alle paar Wochen einrenken musste.

Wider alle Hoffnung ließ ich mich von dem Herrn, der mich auf dem Postamt angesprochen hatte, behandeln. Er hieß Dr. med. Udo Derbolowsky. Seine Behandlung war besser als alle vorherigen. Nach ihm heißt übrigens ein besonderer Griff, der »Derbolowsky-Griff«, allen Chiropraktikern wohlbekannt.

Die Seele wird krank durch Kränkungen – Kränkungen, die andere ihr antun, aber auch durch Kränkungen, die jeder sich selbst antut. Wenn ich mich ärgere, mich aufrege, mich kränke, mache ich mich selbst krank, ebenso, wenn ich ausrufe: »Ich Idiot« usw. Das Gleiche bewirken Entmutigungen wie: »Das schaffe ich nie, das lerne ich nie, das werde ich nie können« usw.

So ist ein ganz wesentlicher Schritt zur seelischen und damit auch zur körperlichen Gesundung das Sich-selbst-Annehmen, das Sich-selbst-Lieben und besonders das Sich-selbst-Verzeihen. In dem Maße, in dem ich das schaffe, gesundet meine Seele, gesundet mein Körper.

Wenn alle Stricke reißen, bleibt mir immer noch **Klaus**

Kinskis Lebensmotto. In mehreren Edgar-Wallace-Krimis waren wir Partner. Ich habe bis heute nicht begriffen, wer von uns, wenn überhaupt und wenn ja, warum, der Mörder/die Mörderin war. Letzten Endes haben diese Krimis dazu beigetragen, dass ich meine Filmkarriere beendete. Es schien mir nicht zu verantworten, wie da mit dem Tod umgegangen wurde. In Anbetracht der Brutalität heutiger Krimis und Killerspiele eine geradezu rührende moralische Haltung.

Trotz rätselhafter, völlig unverständlicher Zusammenhänge bzw. gar keiner, erfreuen sich die Edgar-Wallace-Krimis ungebrochener Beliebtheit, sogar bei der jungen Generation.

In einer berühmten Szene fällt Klaus Kinski mit weit aufgerissenen Augen tot aus dem Fahrstuhl des herrschaftlichen Hauses, in dem ich, soweit ich mich erinnere, als Krimiautorin residierte.

»Wie war er?«, werde ich oft gefragt. Ein lieber sensibler Junge war er, immer in irgendetwas Amouröses verstrickt, schüttete er mir oft sein Herz aus – wie einer älteren verständnisvollen Schwester.

Und ein Vermächtnis hat er mir hinterlassen, nämlich seinen Lieblingsspruch: »Wer mich beleidigt, bestimme ich!«

Ich hatte bereits viele Gelegenheiten, dieses Lebensmotto von Klaus zu beherzigen ...

LACHEN ist die beste Medizin

Es gibt eine Wissenschaft des Lachens, die Gelotologie. Danach lachen Kinder ungefähr vierhundertmal täglich, Erwachsene nur noch ca. fünfzehnmal, Depressive so gut wie nie.

Beim Erwachsenwerden ist offensichtlich vielen von uns das Lachen vergangen, kein Wunder – aber es gibt keinen Grund, es nicht wieder zu lernen. Wie sagen die Engländer: »It is never too late to have a happy childhood«, es ist nie zu spät, eine glückliche Kindheit zu haben.

Dass es »guten« und »schlechten« Stress gibt, ist bekannt. Forscher am medizinischen Zentrum der Loma Linda Universität in Kalifornien haben in Experimenten mit Versuchspersonen herausgefunden, dass Lachen den »guten« Stress fördert, dass Lachen ähnliche Prozesse auslöst wie Sport.

Lachen steigert die Produktion »guter« Hormone, wie glücklich machender Endorphine und Neurotransmitter, verringert die Stresshormone Cortison und Adrenalin, erhöht die Zahl der Antikörper produzierenden Zellen, aktiviert die Viren bekämpfenden T-Zellen und unsere natürlichen Killerzellen.

Interessanterweise wirkt auch ein »künstliches« Lachen. Selbst wenn einem durchaus nicht zum Lachen zumute ist, signalisieren hochgezogene Mundwinkel und das mit dem Lachen im Allgemeinen verbundene Lachgeräusch dem Gehirn: Dieser Mensch ist fröhlich, nun schütte mal Glückshormone aus!

Das Gelächter als Lebensbewältigungshilfe hat eine uralte Tradition. Ein Mönch aus Buddhas Gefolgschaft soll damit angefangen haben, bereits Hunderte von Jahren vor Christus. Der indische Mystiker Osho hat es wiederentdeckt und uns westlichen Menschen schmackhaft gemacht. In seinem Ashram in Indien habe ich die Technik der »Mystic-Rose-Meditation« kennen- und lieben gelernt. Ich habe sie schon oft beschrieben. In der ersten Woche lacht man täglich drei Stunden, in der zweiten weint man ebenso lange und in der dritten Woche sitzt man schweigend, lässt alle Gedanken und Gefühle an sich vorüberziehen, ohne zu urteilen, lässt einfach los. So viel lebenslang aufgestautes, nicht gelachtes Lachen wird da freigesetzt, so viele nicht geweinte Tränen.

Zurzeit erlebt das Lachen geradezu eine Renaissance. Die Lachwelle schwappte von Indien nach Amerika über. Lachtherapeuten und »Clown-Doktoren« arbeiten äußerst erfolgreich in Kinderkliniken; Erwachsene lernen in Lachseminaren durch Rollenspiele, ihre inneren Heilungskräfte zu mobilisieren. Im schweizerischen Basel treffen sich Humorforscher jährlich zu einem Kongress, um ordentlich zu lachen.

Dass Lachen die beste Medizin ist, diese alte Volksweisheit gilt auch heute noch.

Auch und gerade wenn uns überhaupt nicht zum Lachen zumute ist – warum nicht einmal ausprobieren? Lachen aktiviert mehr als zwanzig Muskeln, eine Miesepetermiene dagegen weniger als zehn.

Lachen ist kostenlos, wirksam und garantiert ohne schädliche Nebenwirkungen, Sie brauchen nicht einmal Ihren Apotheker zu fragen.

tipp

Ein paar Tricks:
- Den Verstand ausschalten. Albern sein, riskieren, lächerlich zu wirken. Es gibt nichts zu verlieren, nur zu gewinnen!
- Beobachten, worüber Kinder lachen.
- Man kann sich darin üben, die auch unangenehmen Situationen innewohnende Komik zu erkennen. Lieber herzhaft lachen, anstatt sich zu ärgern. Auch und besonders über sich selbst!

Der Leiter eines »Lachclubs« erzählte mir, er habe mit einer Gruppe in der U-Bahn angefangen zu lachen, und schlussendlich habe der ganze Waggon gewiehert, ohne zu wissen, warum.

An den Regisseur Fritz Kortner habe ich eine eigene lustige Lacherinnerung. Kortner wurde von seinen Schauspielern geliebt und gefürchtet, weil er sehr von Stimmungen abhängig war. Er erschien stets im Anzug und mit Krawatte zu den Proben. War der Anzug grau, war äußerste Vorsicht angeraten. Dann konnte er sehr ungnädig sein.

Romy Schneider und ich drehten unter seiner Regie »Lysistrata« von Aristophanes für das Fernsehen, das Stück, in dem die Frauen sich den Männern verweigern, bis diese aufhören, Kriege zu führen – ein Unterfangen, das, wie die Geschichte zeigt, nicht von Erfolg gekrönt war. Romy spielte die Myrrhine, ich die Lysistrata, Wolfgang Kieling meinen Ehemann.

Während der Proben probierte er einen Gag aus, über den der im Zuschauerraum sitzende Regisseur Kortner laut lachen musste. Der hocherfreute Kieling ging selbstverständlich davon aus, dass dieser gelungene Gag nun in die Inszenierung eingebaut werden würde. Mitnichten!

»Aber, Herr Kortner, Sie haben doch darüber gelacht!«, meinte er enttäuscht.

Darauf Kortner in seinem unnachahmlich näselnden Tonfall: »Jaaaa, aber unter meinem Niveau!«

Lachen Sie, wenn Ihnen danach zumute ist, ruhig unter Ihrem Niveau!

Vielleicht haben Sie Lust bekommen, sich einem Lachclub anzuschließen. Oder Sie gründen selbst einen!

tipp

Übrigens: Kümmern Sie sich nicht darum, wie andere lachen. Finden Sie zu Ihrem eigenen Lachen. Manchmal hilft es, dabei die Augen zu schließen.

Etwas schwarzer Humor kann beim Einstieg helfen:

Der Waidmann präsentiert einem Gast stolz seine Trophäensammlung.

Zwischen Geweihen von Hirsch und Rehbock prangt schön gerahmt das Foto einer glücklich lachenden Frau.

Der Waidmann: Meine Schwiegermutter. Hab ich erschossen.
Der Gast: Und warum lacht die so?
Der Waidmann: Sie hat geglaubt, sie wird fotografiert.

Eine Frau kommt von einer Veranstaltung nach Hause und erschießt sofort ihren Mann.
In was für einer Veranstaltung war sie?
Unser Dorf muss schöner werden!

Mit der folgenden wahren Geschichte bringe ich jedes Mal einen ganzen Saal zum Lachen. Die Älteren unter uns werden sich an den wunderbaren Schauspieler Gustav Knuth erinnern, er hat mir die Geschichte selbst erzählt:

Die Familie Knuth hatte eine von den Kindern abgöttisch geliebte Katze namens Kathi. Eines Tages – Gustav Knuth war mit einer Theatertournee unterwegs – wurde Kathi überfahren.

Als die Kinder aus der Schule kamen, versuchte Frau Knuth vorsichtig, ihnen die traurige Nachricht beizubringen: »Etwas Schreckliches ist passiert, Kathi ist überfahren worden, Kathi ist tot.« Keine Reaktion. Die Kinder spielten bis zum Mittagessen, dann fragte eins von ihnen: »Wo ist denn Kathi?« Frau Knuth antwortete: »Ich habe euch doch erzählt, Kathi ist überfahren worden, sie ist tot!« Daraufhin brachen die Kinder in jämmerliches Weinen und Schluchzen aus: »Wir haben gedacht, Vati ist tot!«

Und wie wäre es mit dem Kinderlied »Drei Chinesen mit dem Kontrabass«? Ich hoffe, nicht mit irgendwelchen Rassismusvorwürfen konfrontiert zu werden, wenn ich Ihnen sage, dass meine Mitarbeiterin Manuela und ich dabei lachen müssen, bis wir Bauchschmerzen kriegen!

Also:

> *Drei Chinesen mit dem Kontrabass*
> *saßen auf der Straße und erzählten sich was*
> *Da kam die Polizei: Ja, was ist denn das?*
> *Drei Chinesen mit dem Kontrabass.*

Nun geht es durch die Vokale des ganzen Alphabets, jede Silbe muss sorgfältig durchgestylt werden, also: konzentrieren!

> *Dree Chenesen met dem Kentrebess*
> *seßen ef der Streße end erzehlten sech wes*
> *De kem de Peleze: Je, wes es denn des?*
> *Dre Chenesen met dem Kentrebess.*

Spätestens bei den Diphtongen »drau Chaunausaun maut daum Kauntraubauss saußaun auf daur Straußau aund aurzaultaun sauch waus« muss ich Tränen lachen.

tipp

Fazit: Lache dich gesund – leiste dir aber ebenso den Luxus zu weinen.

MEDITATION – wenn ja, warum?

Aus begreiflicher Sorge, in die Fänge irgendwelcher Sekten zu geraten, sperren sich viele Mitmenschen gegen alles Neue (Alte), was uns heute aus fernöstlichen Ländern angeboten wird.

So antwortete mir eine Bekannte, der ich gegen ihre Depressionen Meditation empfahl, ganz entsetzt: »Nein, nein, ich bleibe bei dem Glauben meiner Kindheit!«

In allen Epochen und in allen Religionen wurde meditiert, wurde gebetet. Es ist schade, wenn wir aus Unkenntnis auf die segensreichen Wirkungen uns zunächst fremd erscheinender Meditationen und Gebete verzichten. Um aber die Spreu vom Weizen trennen zu können, muss ich mich erst einmal mit dem fremden Gedankengut beschäftigen.

Was empfiehlt der Apostel Paulus in seinem Brief an die Thessalonicher? »Verachtet nicht prophetische Gaben. Prüft alles, das Gute behaltet.«

Die Worte »Meditation« und »Medizin« entstammen der gleichen Wurzel, beide haben mit »Mitte« zu tun. Auch den Worten »heil«, »heilen«, »heilig« ist ein gemeinsamer Ursprung eigen.

Nachdem ich verschiedene Meditationstechniken ausprobiert habe, komme ich zu dem Schluss: Egal, wie du meditierst – Hauptsache, du meditierst!

Ob Zen-, Transzendentale Meditation oder die Osho-Meditationen – der Weg ist das Ziel.

Meine Erfahrungen zeigen, dass es sich empfiehlt, nicht allein zu experimentieren, sondern in der Gruppe mit kompetenten Meditationsleitern die Techniken auszuprobieren, zu denen man sich hingezogen fühlt.

Die meisten wissenschaftlichen Untersuchungen dürften über Maharishis Transzendentale Meditation angestellt worden sein. »Mein« Mantra hat mir oft über körperliche wie seelische Krisen hinweggeholfen.

Das Mantra, ein spezieller, harmonisierender Klang, wird auf systematische Weise wiederholt. Dadurch gleitet unsere Aufmerksamkeit sanft in immer feinere, stillere Bereiche, bis wir schließlich Momente klarer, gedankenfreier Stille in uns erfahren.

Wer durch regelmäßige Meditation Stress und Müdigkeit abbaut, wird naturgemäß weniger krank. Durch den Abbau nervlicher und psychischer Blockaden fördert man sein kreatives Potenzial zutage. Kreativität und Lebensfreude sind kein Zufall. Auch die Probleme unserer »Weltfamilie« sind nicht höheres Schicksal, sondern selbst geschaffen und können somit auch von uns gelöst werden. Hauptursache kollektiver Krisen ist die tägliche Anhäufung von Stress und Spannung.

Auch den Zen-Meditationen habe ich viel zu verdanken, vor allem aber den auf Zen aufgebauten Osho-Meditationen, nicht nur den stillen, sondern auch und gerade den lauten, kathartischen Bewegungsübungen, wie der dynamischen Meditation und der Kundalini, die besonders geeignet sind, Verspannungen zu lösen.

Einfach ausprobieren und dann sehen, was einem liegt, was einem guttut.

Die Kundalini soll den Stockholmer Busfahrern zu einem ausgeglicheneren Gemüt verholfen haben.

> **tipp**
>
> **Aber:** Alles Meditieren auf der Matte nützt nichts, wenn ich es nicht schaffe, die Meditation in mein tägliches Leben einfließen zu lassen; sie muss auch auf dem Marktplatz standhalten. Selbst das Putzen muss zur Meditation werden – zum **Put–Zen!**

MUDRAS – die faszinierende Welt der Hände

Mudras sind jahrtausendealte Hand- und Fingerhaltungen, die Körper, Geist und Seele guttun. Mit den Mudras experimentiere ich erst seit Kurzem – so ist meine Fingerhaltung auf dem Buchumschlag alles andere als perfekt.

Mudras haben ganz unterschiedliche Bedeutungen, wie man auch bei den Buddhastatuen beobachten kann. Die Fingerstellungen werden zum Erreichen gewisser mentaler Zustände verwendet, z. B. von alternativen Heilern, Kinesiologen etc. Die Mudras wirken auf dem Wege der Akupressur, da unsere Fingerspitzen mit Nervenfasern übersät sind, die in Kontakt zu Organen und zum Nervensystem stehen.

Was ich auf dem Buchcover versuche, ist das Jnana-Mudra.

tipp

Der Daumen berührt den Zeigefinger. Kreislauf, Tastsinn, Nervensystem und Gehirn werden stimuliert. Zur Behandlung von Schlaflosigkeit, Gedächtnismangel und Depressionen. Erhöht die Intelligenz und eröffnet neue spirituelle Horizonte. Es wird auch über andauernde Glücksgefühle berichtet.

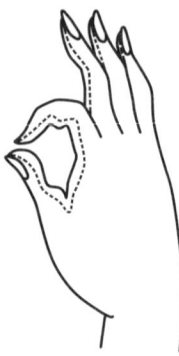

Andere Mudras, es gibt unzählige, dienen zur Harmonisierung des Basis-Chakras, kräftigen die Fingernägel, Haare, Muskeln, Knochen, straffen die Haut und entwickeln den Geruchssinn, entgiften den Körper, steigern die Vitalität und innere Klarheit usw.

Hildegard von Bingens NERVENKEKSE

Das im Fernsehen ausgestrahlte, oft wiederholte und auch in einem Buch beschriebene Gipfeltreffen mit Werner Schmidbauer auf der Chiemseer Hochplatte löst immer wieder Begeisterung aus bei Jung und Alt. Die klare Bergluft pustet offensichtlich den Kopf frei von Überflüssigem, der Mensch wendet sich dem Wesentlichen zu. Das erklärt wohl den Reiz dieser beliebten Fernsehsendung.

Ich hätte ja mit immerhin Ende der Siebziger bei der glühenden Hitze weniger geschnauft als der junge Schmidbauer, höre ich zu meinem Vergnügen – ob das wohl an meiner Ernährung liege, gar an den Hildegard-von-Bingen-Keksen, die ich als Proviant dabeihatte, ob ich ein paar Tipps und das Rezept verraten würde. Hier ist es:

Hildegard von Bingen soll geschrieben haben: »Nimm Muskatnuss, im gleichen Gewicht Zimt und etwas Nelken und pulverisiere das. Und dann mach mit diesem Pulver, mit Mehl und etwas Wasser Törtchen und iss diese oft, und es dämpft die Bitterkeit des Herzens und des Sinnes, es öffnet dein Herz, macht deinen Geist fröhlich, mindert alle schädlichen Stoffe in dir, es verleiht deinem Blut einen guten Saft, und es macht dich stark.«

Natürlich backe ich auch diese Kekse mit Dinkelvollkornmehl. Als Zimtfan nehme ich ziemlich viel von diesem köstlichen Gewürz, deshalb ist die gleiche Menge Muskatnuss zu viel. Am besten Nelken und Muskatnuss nach Geschmack verwenden.

tipp

Mein Rezept lautet also:

1,5 kg fein gemahlener Dinkel

200 g geriebene Mandeln

375 g Butter

etwa 300 g Honig

4 Eier

½ Tl Salz

etwas Wasser

45 g Zimt (oder weniger)

gemahlene Nelken und geriebene Muskatnuss nach Geschmack

Alles gut miteinander verkneten, den Teig ruhen lassen, dann dünn ausrollen und Plätzchen in beliebiger Form ausstechen. Im vorgeheizten Ofen bei 180 °C fünf bis zehn Minuten backen.

VeganerInnen könnten statt der Butter das verhältnismäßig neutrale Sonnenblumenöl, statt des Honigs eingeweichte pürierte Trockenfrüchte, statt der Eier Kichererbsenmehl verwenden.

Ich wünsche viel Erfolg bei der Stärkung von Nerven und Gemüt!!

P.S. *Eine Nach-Bäckerin schrieb mir, sie könne dank der Wirkung der Kekse endlich wieder durchschlafen!*

Das NICKERCHEN – ein lebensverlängerndes Elixier

Eine Untersuchung an berufstätigen Männern (warum nur Männern?) soll ergeben haben, dass sich deren Risiko, an Herz-Kreislauf-Erkrankungen zu sterben, um 64 Prozent verringerte, wenn sie sich regelmäßig Zeit für einen Mittagsschlaf nahmen. An der Universität von Athen wurden 23 681 Männer und (immerhin!) Frauen untersucht – selbst wenn nur dreimal pro Woche ein Mittagsschlaf gehalten wurde, reduzierte sich das Risiko noch um 37 Prozent.

Nach meiner Erfahrung ist es nicht unbedingt nötig, richtig zu schlafen – eine tiefe Entspannung kann schon genügen, den Computer einfach herunterzufahren, ein paar Qi-Gong- und Augenübungen zu machen, zu palmieren.

Also:

P wie PAUSE

Mach mal Pause! Pause! Pause!

PHYTOTHERAPIE in der Küche

»Unsere Nahrungsmittel sollen unsere Heilmittel und unsere Heilmittel unsere Nahrungsmittel sein.« Das forderte bereits vierhundert Jahre vor Christus der griechische Arzt Hippokrates und beschrieb die heilende Wirkung verschiedener Pflanzen. Seit es Menschen gibt, haben sie die Heilkräfte der Natur erforscht und sich zunutze gemacht. Zunächst mündlich überlieferte, von Generation zu Generation weitergegebene Erfahrungen wurden später aufgezeichnet und führten zu einer regelrechten Wissenschaft, der Phytotherapie (Pflanzenheilkunde).

Ich habe hier die Heilpflanzen zusammengestellt, die in meiner Küche ihren festen Platz haben – getreu dem Leitsatz des Hippokrates, dass die Kunst, mit Pflanzen zu heilen, ja bereits beim Zubereiten der täglichen Mahlzeiten beginnt.

Liebstöckel, Majoran, Pimpinelle, Rosmarin und Thymian würzen nicht nur die Speisen, sie entwässern auch (Liebstöckel), wirken krampflösend (Majoran), regen den Kreislauf an (Rosmarin), lindern Husten und Bronchitis (Thymian).

Dazu kommen die Wildkräuter Brennnessel und Löwenzahn, Brunnenkresse und Sauerampfer – sie veredeln unseren Frühlingssalat auf delikate Weise und reinigen so ganz nebenbei unseren Organismus von angesammelten Winterschlacken.

Auch Wildkräuter werden immer häufiger auf dem Gemüsemarkt angeboten. Bitte danach verlangen, denn die Nachfrage schafft das Angebot.

Da Wildkräuter häufig einen etwas bitteren Geschmack haben, ein Rezept, wie sie zu einer Gaumenfreude ohne Bitternis werden können: Ganze Hände voll gehackter Wildkräuter wie Bärentatzen (Bärenklau), Brunnenkresse, Brennnesselblätter, Spitzwegerich, Bärlauch und Giersch mit Zitronensaft, Kräutersalz und viel Sauerrahm (oder pflanzlicher Sahne wie Hafersahne) anmachen und diesen Salat mit grob zerdrückten, noch heißen Pellkartoffeln vermischen. Schmeckt super!

Meine liebsten Küchen- und Wildkräuter

Basilikum
für Suppen und Soßen, Salat; appetitanregend, verdauungsfördernd.

Bärlauch
wilder Knoblauch, den die Bären lieben; als Suppe, Pesto.

Beinwell
»Sie schwärmen in Ihren Kochbüchern vom Beinwell. Nun hat mir mein Apotheker vom innerlichen Gebrauch der Beinwellblätter dringend abgeraten, weil sie, ebenso wie die Blüten, Alkaloide enthalten, die Leberschäden hervorrufen und zur Lähmung des zentralen Nervensystems führen können«, schrieben mir mehrere Leserinnen.

Meine Antwort: Wenn es Sie beruhigt, verwenden Sie den Beinwell nur äußerlich. Ich jedenfalls schnipple mir weiterhin meine Blättchen Beinwell in den Salat.

Als Tee hilft der Beinwell bei Hals- und Rachenbeschwerden.

Einen Esslöffel der klein gehackten Wurzel auf einen Viertelliter Wasser geben, drei bis vier Minuten kochen. Täglich zwei bis drei Tassen trinken.

tipp

Arzneilich wirkende Tees sollte man grundsätzlich nicht als Dauergetränk zu sich nehmen, sondern die Teesorten öfter wechseln.

Bohnenkraut
appetitanregend, verdauungsfördernd, harntreibend; als Gewürz an Salat, Gurken, Tomaten etc.

Brunnenkresse
entwässernd, blutreinigend, gegen Rheuma; schmeckt wunderbar im Salat und enthält viel Vitamin C. Darf in der Frühjahrskur nicht fehlen.

Dillkraut
appetitanregend, verdauungsfördernd, harntreibend; als Gewürz an Salat, Gurken, Tomaten etc.

Estragon
appetitanregend; als Gewürz zu Salaten, für Essig.

Fenchel

bei Husten, Magen- und Darmstörungen; als Gewürz für Brot – so zusammen mit Koriander, Kümmel und Leinsamen im »Barbara Rütting Brot«. Als Tee: Ein Teelöffel auf eine Tasse, mit kochendem Wasser überbrühen. Täglich ein bis drei Tassen trinken. Wirkt stimmungsaufhellend – gut für die Wechseljahre!

Frauen, die viel Fencheltee trinken, sind ausgeglichen.

In Indien knabbert man Fenchel- und Kümmelkörner nach dem Essen zur besseren Verdauung.

Frauenmantel

blutreinigend, stärkt die weiblichen Organe; ganze Blättchen im Salat. Als Tee: Ein Teelöffel auf eine Tasse, mit kochendem Wasser überbrühen. Täglich zwei bis drei Tassen trinken.
In den Blättern des Frauenmantels halten sich die Tautropfen, wie Diamanten glitzernd. Wer damit die Gesichtshaut benetzt, wird wunderschön, sagen alte Kräuterbücher. Ich möchte mich dafür aber nicht verbürgen, anno dazumal gab es noch keinen sauren Regen …

Heidelbeeren

bei Durchfall (stopfende Wirkung); täglich zwei bis drei Teelöffel voll Beeren gut kauen. Als Tee: Ein Teelöffel auf eine Tasse, kurz aufkochen. Täglich zwei bis drei Tassen.

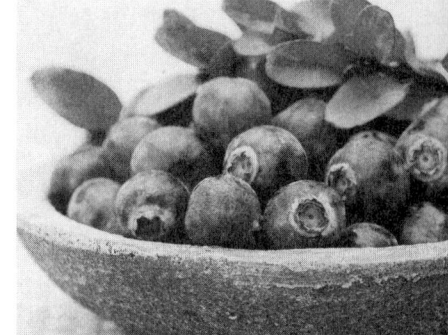

Holunderblüten
Ergeben im Sommer ein sehr erfrischendes Getränk: Holunderblüten in kaltem Wasser über Nacht ansetzen, am nächsten Tag mit Honig und Zitronensaft abschmecken. In einer Glaskaraffe gekühlt angerichtet, mit einigen frischen Melisseblättchen garniert, ist dieser Holunderblütentrank auch ein optischer Genuss.

Koriander
bei Magen- und Darmstörungen; als Brot-, Suppen- und Soßengewürz.

Kümmel
verdauungsfördernd, gegen Blähungen; als Brotgewürz. Kümmel macht Kohl verträglicher.

Kürbiskerne
stärken die Harnorgane, gut für Blase und Prostata; über den Salat streuen. Ein bis zwei Esslöffel gut kauen.

Leinsamen
hat eine leicht abführende Wirkung. Innerlich: bei Reizungen der Magen- und Darmschleimhaut (geschrotet und eingeweicht). Äußerlich für Umschläge: Mit kochendem Wasser übergießen und quellen lassen. So heiß wie möglich auflegen. Hilft bei Entzündungen, Prellungen etc. Liebstöckel, auch Maggikraut genannt, wirkt entwässernd; im Salat, in Suppen und Gemüsegerichten.

Löwenzahnblätter

blutreinigend, galletreibend, entwässernd; unentbehrlich bei der Frühjahrskur, am besten im Salat.

Lorbeerblätter

appetitanregendes Gewürz; für Suppen, Soßen, Gemüse.

Majoran

gegen Blähungen; als Gewürz im Salat, auf Pizza etc.

Pfefferminze

bei Magen- und Darmstörungen, Blähungen; fördert die Gallebildung. Als Tee: Ein Teelöffel auf eine Tasse, mit kochendem Wasser überbrühen. Täglich ein bis zwei Tassen trinken.

Rosmarin

stärkt Herz und Kreislauf und die Nerven; Gewürz für Suppen, Soßen, überbackene Kartoffeln. Als Tee: Ein Teelöffel auf eine Tasse, mit kochendem Wasser überbrühen. Täglich ein bis drei Tassen trinken.

Salbei

verhindert Schwitzen, angezeigt bei Wallungen in den Wechseljahren; magenstärkend, gegen Blähungen. Als Gurgelmittel bei Halsschmerzen; stärkt das Zahnfleisch. Als Gewürz für Suppen und Soßen, in Butter gebraten. Als Tee: Ein Teelöffel auf eine Tasse, mit kochendem Wasser überbrühen. Täglich ein bis zwei Tassen trinken.

Thymian

gegen Bronchitis, Husten, Blähungen; als Gewürz auf Pizza, im Salat, in Suppen. Als Tee: Ein Teelöffel auf eine Tasse, mit kochendem Wasser überbrühen. Täglich zwei bis drei Tassen trinken (mit dem Tee auch gurgeln).

Wacholderbeeren

regen die Harnbildung an, stärken den Magen, entwässern; als Gewürz in Sauerkraut und allem milchsauer Eingelegten.

Zitronenmelisse

beruhigende und nervenstärkende Wirkung; gemütserheiternd. Ganze Blättchen gebe ich an den Salat. Als Tee: Ein Teelöffel auf eine Tasse, mit kochendem Wasser überbrühen. Täglich zwei bis drei Tassen trinken. Übrig gebliebenen Tee schütte ich abends ins Badewasser – wirkt schlaffördernd, beruhigend, nervenstärkend und gemütserheiternd.

Dazu kommen noch die Exoten wie Kreuz- und Schwarzkümmel und das Trio Galgant, Ingwer und Gelbwurz (Kurkuma) zur Stärkung der Gelenke (siehe Kapitel »Gelenke«).

Ein paar Tipps aus der Volksheilkunde

Zum Entwässern im Frühling eignet sich hervorragend roher **Spargel.** Vierzehn Tage lang täglich eine Stange Spargel, roh gegessen, ist eine Idealkur. Spargel besteht zwar zu dreiundneunzig Prozent aus Wasser, aber die restlichen sieben Prozent haben es in sich – eine Fundgrube an Mineralsalzen.

Gegen Bienen- und Insektenstiche helfen Einreibungen mit durchgeschnittenen **Zwiebeln** oder **Knoblauch;** auch als heilende (antiseptische) Auflage bei beginnenden Fieberbläschen (Herpes).

Zur Blutdruckregulierung und Kreislaufanregung eignen sich **Paprika** und **Chilis** – sie steigern den Kreislauf und die Herztätigkeit.

Anregend auf Speichelfluss und Verdauung wirken **Paprika, Pfeffer, Senf, Curry** und **Ingwer.**

In die Gänge von Wühlmäusen im Garten stecke ich **Holunderzweige** und **-blätter,** die ich zwischen den Händen etwas zerreibe. Die Mäuse mögen den Duft nicht und flüchten. **Walnussblätter** haben die gleiche Wirkung. Ich kenne eine Bäuerin, die sich Walnussblätter gegen lästige Bremsen in die Haare bindet, wenn sie »in die Himbeeren« geht.

Wenn Sie **Holunderblätter** in Wasser aufkochen, die Flüssigkeit erkalten lassen, abseihen und sich damit einreiben, hält das die Mücken fern.

Bei Zahnschmerzen beruhigt es den Zahn, wenn man eine **Gewürznelke** kaut. Ist der Zahn entzündet, kann unter Umständen regelmäßiges Einreiben mit **Schwedenbitter** ihn sogar retten. Auf einen Wattebausch träufeln, diesen an den schmerzenden Zahn legen und so lange wie möglich im Mund behalten, am besten über Nacht.

Die Zähne werden weiß, auch ohne Zahnpasta, durch Putzen mit einem selbst gemachten Zahnpulver aus **Meersalz** und **Holzkohle.**

1 Teil Meersalz, 10 Teile Holzkohle (beides in der Apotheke erhältlich).

Drei **Kastanien** in der Jackentasche getragen sollen gegen Rheuma schützen.

Heublumensäcke wirken bei Verspannungen. Die gleichen Säckchen mit getrockneten **Farnblättern** gefüllt bei Hexenschuss und Rheuma, mit **Hopfenblüten** zum besseren Schlafen, mit im Wasserbad erhitzten, fein geschnittenen **Zwiebeln** bei Ohrenschmerzen der Kinder. Dabei wird das Säckchen auf das schmerzende Ohr gebunden.

Gegen Motten helfen getrocknete **Orangenschalen** oder **Pfefferkörner** unter den Teppich gelegt. Auch den Geruch von Zedernholz können Motten nicht leiden: Zedernöl kaufen und damit die Schränke etc. einreiben.

Was in den Wechseljahren guttut:
Salbeitee gegen Hitzewallungen. **Mungbohnen:** Das sind die grünen, möglichst roh gekeimt. Sie enthalten natürliches Östrogen, ebenso wie der Hopfen im Bier und das Moorbad. **Sesam:** sehr kalziumreich. Aber alles Kalziumschlucken hilft nichts, wenn nicht genügend Vitamin D vorhanden ist, um das Kalzium verwertbar zu machen.

POSITIVES DENKEN – seine Kraft und seine Grenzen

Manche Menschen bringen es zu wahrer Meisterschaft in der Disziplin des negativen Denkens. Schon morgens nach dem Aufwachen geht es los: Heute wird mir bestimmt wieder nichts gelingen, das oder das wird bestimmt schiefgehen! Ich bin hässlich und dumm und tauge zu nichts. Und immer sind die anderen schuld. Dieses negative Denken bewirkt eine ungeheure Schwächung des Energiepotenzials. Umgekehrt

tipp

Mit einer einfachen Personenwaage können Sie einen verblüffenden Test machen:
Die Waage in beide Hände nehmen. Langsam und so kräftig wie möglich zwei Sekunden drücken. Als Anhaltspunkt merken, wie viel Kilo sie anzeigt. Die Zahl spielt jedoch objektiv keine Rolle.
1. Versuch: Nochmals die Waage drücken – dabei an etwas Ärgerliches denken. Sie werden feststellen: Die Waage zeigt weniger an.
2. Versuch: Nochmals die Waage drücken – dabei an etwas Angenehmes, Glücklichmachendes denken. Die Waage zeigt jetzt mehr Kilo an – Sie haben mehr Kraft! Angenehme Gedanken schaffen einen Energiezuwachs. Sportler wissen das und pflegen zunehmend mentales Training.

könnte sich jeder morgens programmieren, erfolgreich, liebenswert und glücklich zu sein.

Mit negativen Gedanken kann man nicht nur sich selbst, sondern auch die nächste Umgebung, Kinder in der Schule, Kollegen im Büro oder die Familie kleinkriegen, mit guten, positiven Gedanken dagegen stärken und aufbauen. Denn Gruppenexperimente zeigten: Sowohl Sender wie Empfänger spüren die gleiche Auswirkung der jeweiligen Gedanken.

»Warum bist du immer so glücklich?«, fragt ein Mönch den anderen.

»Jeden Morgen, wenn ich aufstehe, kann ich mich entscheiden, ob ich glücklich oder unglücklich sein will«, antwortet der. »Und ich entscheide mich immer dafür, glücklich zu sein.«

Leicht gesagt … Dennoch macht dieser kleine Dialog deutlich, dass man einen ganz ansehnlichen Teil seines Schicksals selbst in der Hand hat. Es liegt an uns selbst, unser Leben in andere, bessere Richtungen zu lenken. Jeder ist seines Glückes Schmied – der Volksmund sagt's doch!

Doch auch das positive Denken hat seine Grenzen. Ein amüsantes Beispiel schilderte anlässlich einer Veranstaltung die Management-Trainerin Vera F. Birkenbihl: Wenn ein Pilot sein Flugzeug starten will und es leuchtet ein rotes Alarmsignal auf, hat es keinen Sinn zu sagen: Ach was, ich fliege trotzdem los, Hauptsache, positiv denken – dann sollte er besser die Ursache des Schadens beheben lassen, bevor er startet!

QI-GONG-ÜBUNGEN – halten die Säfte im Fluss

Meine Yoga-Übungen, die ich seit meinem siebzehnten Lebensjahr täglich praktiziere, habe ich inzwischen durch Qi-Gong- und ein paar taoistische Übungen ergänzt. Auch da (wie im Grunde überall) gilt das Prinzip, die Energie, Qi, muss fließen – dann ist der Mensch gesund.

Wie wir atmen müssen, wissen wir zwar in der Theorie, aber wenn Sie sich einmal beobachten, werden Sie vermutlich feststellen, dass Sie nicht Ihren ganzen Körper beatmen. So ertappe ich mich immer wieder dabei, dass mein Atem bis zu den Hüften geht und nicht weiter. Die Beine und die Füße kriegen nichts ab von dem köstlichen Odem. Wenn aber ein Körperteil nicht richtig beatmet und durchblutet wird, wie kann er dann gesund sein?

Das chinesische Schriftzeichen Qi in der Wortverbindung Qi Gong bedeutet Atmen und das Zeichen Gong bedeutet anhaltendes, bewusstes Training des Atmens und der Übungen.

Qi Gong zu praktizieren heißt also, Qi und Gong zu trainieren oder mit anderen Worten mithilfe des Willens die Zirkulation von Qi zu fördern. Das führt zur Sauerstoffanreicherung der inneren Organe.

Vor 2000 Jahren haben die Weisen in China es bereits gewusst: Die Wut verletzt die Leber, maßlose Freude schädigt das Herz, überflüssiges Grübeln die Milz, die Trauer die Lunge, Angst die Nieren – aber ein paar Minuten Qi Gong morgens und abends können genügen, heißt es, um alles wieder ins Lot zu bringen.

Im Qi Gong werden die Übungen bewusst langsam ausgeführt und jeweils drei-, sechs- oder neunmal wiederholt – fragen Sie mich nicht, warum.

Die Grundposition:

Die Knie sind locker, das Becken nach vorn und oben gekippt, die Schultern entspannt. Die Arme hängen frei nach unten.

Die Augen sind geschlossen. Durch die Nase aus- und einatmen, nacheinander alle Muskelgruppen entspannen.

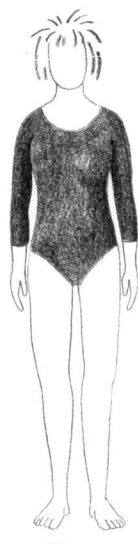

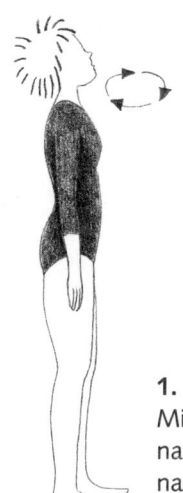

1. Übung:
Mit dem Kinn
nach vorn und
nach hinten
kreisen.

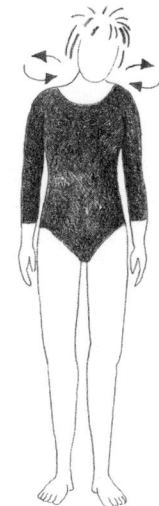

2. Übung:
Mit dem Kinn eine
Acht nach links
und nach rechts
beschreiben.

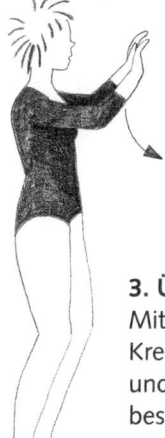

3. Übung:
Mit den Händen
Kreise nach links
und nach rechts
beschreiben (gut
zur Vorbeugung
von Arthrose).

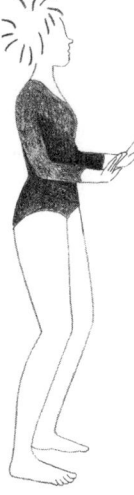

4. Übung:
Mit den Armen
Kreise nach vorn
und zur Seite
beschreiben, als
würde man etwas
wegschieben.

5. Übung:
Zuerst Schultern und Kopf
hängen lassen, dann Kopf
nach oben und Hände bis
Schulterhöhe anheben.
Die Spannung von Kopf,
Schultern und Po in einem
Punkt zwischen den Schulter-
blättern konzentrieren. Stärkt
die Wirbelsäule.

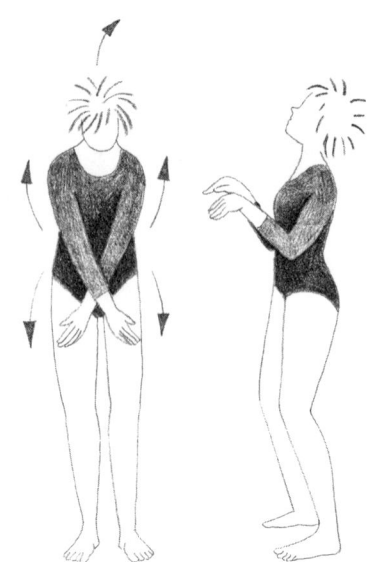

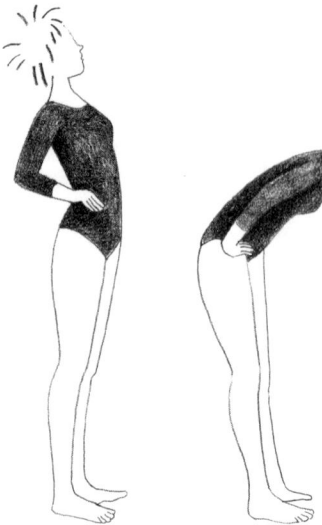

6. Übung:
Kreisen mit dem Ober-
körper, linksherum,
dann rechtsherum.

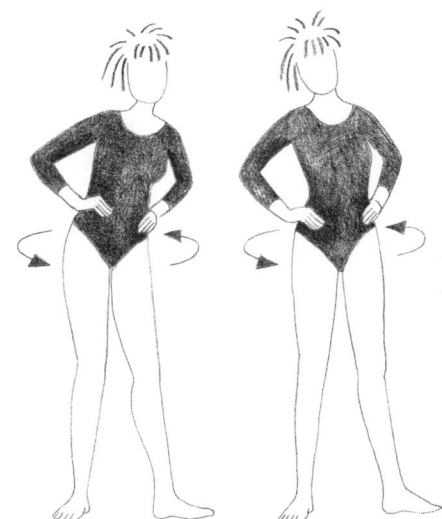

7. Übung:
Kreisen mit dem
Becken, linksherum,
rechtsherum, nach
oben und nach unten.

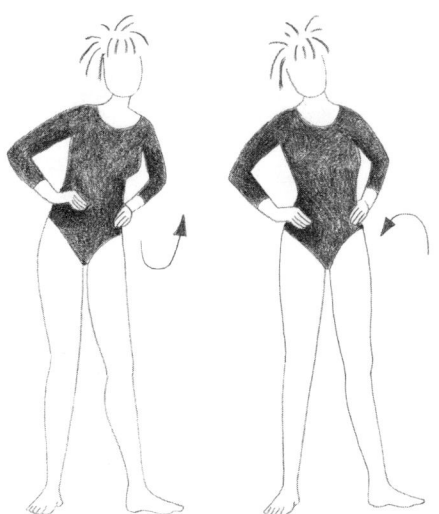

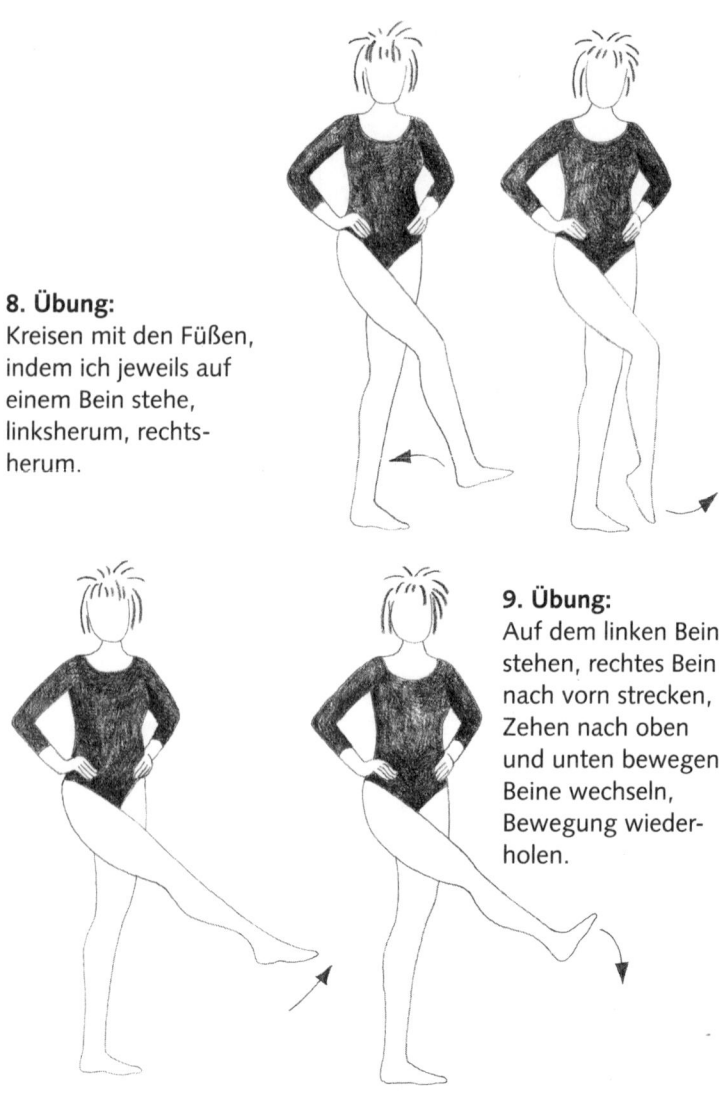

8. Übung:
Kreisen mit den Füßen, indem ich jeweils auf einem Bein stehe, linksherum, rechtsherum.

9. Übung:
Auf dem linken Bein stehen, rechtes Bein nach vorn strecken, Zehen nach oben und unten bewegen. Beine wechseln, Bewegung wiederholen.

Übung für die Finger – Arthritisprophylaxe

Einatmen, Finger spreizen. Ausatmen, Fingerspitzen mit ganzer Kraft vor der Brust gegeneinanderpressen.

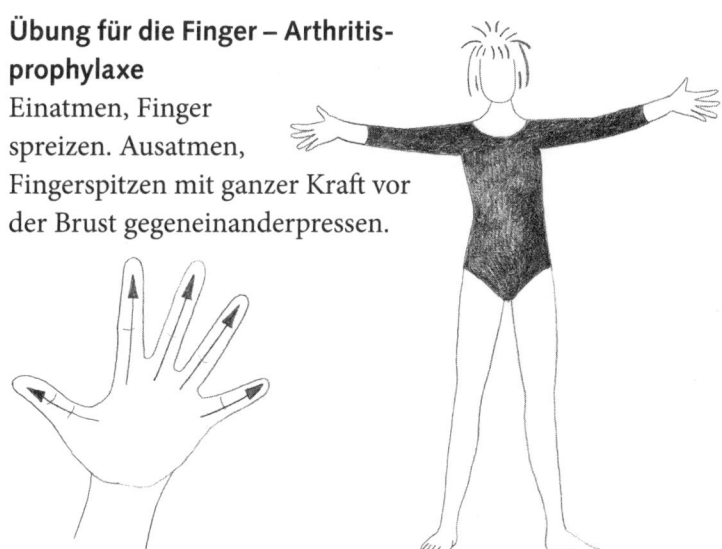

Zum Schluss der Übungen noch zwölfmal mit den großen Zehen vor und zurück wackeln, damit werden sämtliche Nerven des Körpers stimuliert, die Leber gekräftigt und damit auf einen Schlag der ganze Organismus. Damit man nun wirklich gut durchblutet ist, folgt als Abschluss des Programms die Selbstmassage (siehe Yoga und Qi Gong im Bett, Seite 161 ff.)

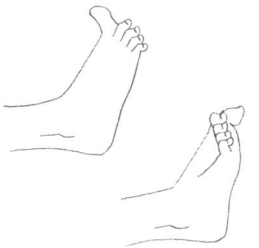

Alle Übungen sollten möglichst von einem Lächeln begleitet sein. Und das Atmen nicht vergessen!

RHEUMA? Habe ich heute »im Griff«

Die Erkrankungen des Bewegungsapparates, wie z. B. Rheuma, sind häufig ernährungsbedingt. Sie sind durch Umstellung der Ernährung auf eine vitalstoffreiche Vollwertkost zwar nicht zu heilen, zumindest aber zu lindern.

Meine Mutter erkrankte so fürchterlich an Rheuma, dass ihre Hände schließlich nicht mehr zu öffnen, zusammengekrümmt wie Klauen waren. Als ich damals – in den Sechzigerjahren – die behandelnden Ärzte fragte, ob diese Erkrankung nicht mit der Ernährung meiner Mutter zusammenhängen könnte, wurde ich ausgelacht.

Sie durfte sich also mit ärztlichem Segen weiterernähren wie bisher: Sie bekam ja Rheumamittel verordnet, die übrigens inzwischen vom Markt genommen werden mussten, weil sie – obwohl im Tierversuch getestet – beim Menschen zu schweren Schäden und in Einzelfällen sogar zum Tode geführt haben. Ich bin heute fest davon überzeugt: Meine Mutter ist an den ihr gegen dieses Rheuma verordneten Medikamenten gestorben, die ein Leberleiden zur Folge hatten.

Trotz all meiner Bitten war sie von der in der Nachkriegszeit so beliebten »üppigen Mangelernährung« (Prof. Kollath) nicht abzubringen. Endlich gab es wieder alles: Kaffee, weiße, knusprige Brötchen, Fleisch und Wurst, Kuchen. All die Kräutertees, die ich ihr schickte, fand ich nach ihrem Tod im Küchenschrank gestapelt – sie hatte weiterhin ihren geliebten Bohnenkaffee getrunken.

»Man geht eben immer den Weg des geringsten Widerstandes«, sagte sie einmal, schon ganz schwach in ihrem Krankenhausbett, als ich sie besuchte.

Dieser Satz hat sich mir ins Gehirn gestanzt: Nie würde ich den Weg des geringsten Widerstandes gehen. Nie! So schwierig mein Leben auch verlaufen würde.

Als sich bei mir Rheumasymptome bemerkbar machten, begann ich mich mit der Wechselwirkung von Ernährung und Krankheit zu beschäftigen, las die Bücher von Waerland, Professor Kollath, später von Dr. Bruker und konnte so mein eigenes beginnendes Rheuma durch Umstellung der Ernährung in den Griff bekommen.

Aus heutiger Sicht wäre es natürlich noch besser gewesen, ich hätte mich schon damals für eine tiereiweißfreie Ernährung entschieden.

So basenüberschüssig wie möglich sollte sie sein, mit so viel Frischkost wie möglich. In schweren Fällen kann es nötig sein, auf alle erhitzte Nahrung zu verzichten und reine Frischkost zu essen.

Die SAUNA – wer zur Sauna hingehen kann, kann auch hineingehen

Das sagen die Finnen, und ich finde, sie haben recht. Regelmäßiges Saunagehen härtet ab, entgiftet den Körper und beugt Erkältungen vor. Hat einen die Erkältung allerdings bereits erwischt, ist es für die Sauna zu spät – dann verschlimmert sie das Übel.

Ich gehe mit Vorliebe abends in die Sauna, denn mich macht sie müde – andere wieder gehen tagsüber und fühlen sich danach erfrischt. Das ist je nach Konstitution ganz verschieden. Ich bemühe mich, an Saunatagen ab mittags nichts mehr zu essen – auch nach der Sauna nicht –, so wirkt sie gleichzeitig als Gewichtsregulativ. Getrunken wird vorher und nachher nur Wasser und Kräutertee (Melisse oder Hopfen). Alkohol – sowohl vorher oder auch nachher – beeinträchtigt die Wirkung der Sauna.

Ein paar Grundregeln:

- Bei Betreten der Sauna sollte man warm, trocken und natürlich sauber sein. Vorher duschen, eventuell ein heißes Fußbad nehmen.
- Zwei Handtücher mitnehmen, eins zum Drauflegen, eins zum Abtrocknen.
- Nur so lange drinnen bleiben, wie es angenehm ist – im Normalfall etwa zwischen zehn und zwanzig Minuten.
- Nach dem ersten Saunagang zuerst an die frische Luft gehen und tief durchatmen, danach die Güsse folgen lassen, am besten mit dem Schlauch. Man beginnt am rechten Fuß und gießt in Richtung Herz – wie bei den Kneippgüssen. Wer's verträgt, taucht danach ins Becken.
- Es sollte eine Ruhepause von etwa fünf Minuten folgen. Man darf dabei weder frieren noch schwitzen. Ich nehme in dieser Zeit ein heißes Fußbad, das holt eine eventuelle Blutfülle aus dem Kopf zurück.
- Die Gänge in dieser Art und Weise ein- oder zweimal wie-

derholen, jedes Mal bildet bei mir ein heißes Fußbad den Abschluss. Zwischendurch und vor allem nachher das Trinken nicht vergessen.

• Manche lieben es, sich in der Sauna zu unterhalten. Ich kann mich nur erholen, wenn vollkommene Ruhe herrscht.

SCHLAFLOS – nicht nur in Seattle

Vielleicht verursacht durch die Bombennächte meiner Kindheit, vielleicht auch erblich bedingt (mein Vater verbrachte wegen seiner Schlafstörungen halbe Nächte mit Kneippgüssen), habe ich mit dem Schlafen seit jeher meine Probleme.

Eine große Rolle spielt ein gesundes Bett. Was sagen die Fachleute?

Das gesunde Bett soll naturklimatisiert sein, d. h., Luft und Feuchtigkeit können optimal zirkulieren. Holz fürs Gestell, Rosshaar, Naturkautschuk, Jute, Leinen, Wolle für die Matratzen. Wie hart oder weich Lattenrost und Matratze sind, ist Sache des eigenen Rückens, Gewichts und Geschmacks.

Oberstes Prinzip: nur Naturmaterialien verwenden, in Wolle und Seide schläft sich's besser als unter Federn und Baumwolle. Wolle und Naturseide bestehen aus Eiweißsubstanzen, die denen unserer Haut ähneln. Sie klimatisieren ideal. Das Federkleid von Gans oder Ente hingegen ist nicht geeignet, Feuchtigkeit aufzunehmen (was auf dem Teich ja auch äußerst unpraktisch wäre), und so blockieren Federbetten den Abtransport von menschlicher Feuchtigkeit mehr als viele ahnen, die oft verschwitzt und zerschlagen aufwachen.

Ich bekomme Zustände, wenn mir eine Verkäuferin doch Wäsche oder andere Kleidungsstücke aus Synthetik andreht. Handelt es sich gar um einen Schlafanzug oder ein Nachthemd, rotiere ich regelrecht im Bett, selbst bei einem Gemisch mit nur zehn Prozent Kunstfaseranteil.

Kein Wunder: Die meisten Kunststoffe sind dem menschlichen Biosystem fremd. Synthetik wirkt auf den Energiekreislauf blockierend und behindert den Abtransport der Hautausscheidungen. Das gibt einen kreislaufbelastenden Wärme- und Dunstrückstau und führt langfristig zum Zusammenbruch des Hautstoffwechsels.

Also genau hinschauen und hinfühlen, wenn es um den Einkauf von Materialien für die zweite Haut geht – egal, ob das Wäsche, Kleidung oder eben Bettzubehör ist. Da die Marktübersicht nicht leicht und auch nicht alles gut ist, was teuer daherkommt, empfiehlt sich oft eine Rückfrage bei Verbraucherberatungen, die es in vielen Städten gibt.

»Unter Strom schläft sich's schlecht« – noch so eine Weisheit, die nicht an den Haaren herbeigezogen ist.

Auf den Zusammenhang zwischen Schlaf, Wohlbefinden und elektrischen Störfeldern kam ich vor langer Zeit bei einer Theatertournee. In einem Hotelzimmer in einer bergischen Kleinstadt konnte ich einfach nicht schlafen. Der Geschäftsführer machte, obwohl es ihm unbegreiflich erschien, einen Zimmerwechsel möglich. Ergebnis: Ich schlief wie ein Murmeltier. Hernach stellte sich heraus: Das erste »schlaflose« Zimmer lag direkt an der Wand mit der Neon-Leuchtreklame des Hotels ...

Inzwischen weiß ich, dass nicht nur Erdstrahlen und Wasseradern stören, sondern ebenso heftig Abstrahlungen aus Elektrogeräten, Verkabelungen sowie Magnetstörfelder von Metallmöbeln sowie Sprungfedern in Matratzen. Krankenhausbetten in diesem Zusammenhang gesehen sind daher, bei aller Hygiene, eine Katastrophe.

Elektroinstallationen rund ums Bett geben ständig – auch ausgeschaltet – Voltmengen an den Körper ab, der daran ankoppelt und quasi »unter Strom« steht. Da der Körper selbst seine eigene Stromspannung hat (bei EKG und EEG z. B. ablesbar), kommt er durch zusätzlichen Fremdstrom aus dem Rhythmus, wird in vieler Hinsicht überanstrengt. Ebenso verhängnisvoll wirken sich Magnetfeldstörungen aus, wobei meist geschweißte Metallteile die Übeltäter sind.

Vor allem geht es um den Schlafplatz, weil gerade im Schlaf der Körper stundenlang allen Störungen ausgesetzt ist.

Empfehlenswerte Maßnahmen sind:

- Störfeld-Diagnose mit Stromspannungs-Messgeräten und/ oder Wünschelrute.
- Entschärfung der Störquellen, z. B. durch Einbau eines Netzfreischalters, damit während der Nacht kein Strom fließt (oder die Sicherung ausschalten), Quartzuhren in zwei Meter Abstand stellen.

- Schlafen auf Naturmatratzen (Strohkern, Rosshaar, Natur-kautschuk, Seegras, Kokoskern).
- Schlafen in metallfreien Betten (Holzlatten, keine Sprung-federn, Holzschrauben).
- Keine elektrisch verstellbaren Kopf- oder Fußteile im Bett, keine elektrischen Heizdecken.
- Kein Fernseher im Schlafraum. (Übrigens ein Tipp zur Entschärfung der Fernsehröntgenstrahlung: Echte Bienen-wachskerze neben das TV-Gerät stellen.)

Bei Schlafstörungen kann (kann!) Folgendes hilf-reich sein:

- Kneipp-Anwendungen
- Kräutertees
- Meditation und Hören von Meditationsmusik

Manchmal hilft jedoch gar nichts. Da kann man nur versu-chen, sich wenigstens nicht über die Schlaflosigkeit zu ärgern, denn dadurch wird alles noch schlimmer.

Sie können ja mal den Kloster-Schlaftee probieren.

Von drei lustigen Benediktinernonnen und ihrer Obe-rin erhielt ich im Zug zwischen Salzburg und München das Rezept.

Die Damen waren begeistert von meinen Kochbüchern, und es entstand eine so angeregte Unterhaltung, dass sie um ein Haar das Aussteigen versäumten.

tipp

Man nimmt:

50 g	Schlüsselblumen
25 g	Lavendelblüten
10 g	Johanniskrautblüten
15 g	Hopfen
5 g	Baldrian

Die Mischung mit kochendem Wasser übergießen und eine Viertelstunde ziehen lassen.

tipp

Übrigens: Unübertroffene Trösterin in traurigen schlaflosen Nächten ist die gute alte Wärmflasche!

SCHÖN – ich soll schön sein? Ich?

Welche Frau (mich eingeschlossen) hat sich das nicht, von Komplexen gequält, schon irgendwann mal gefragt!

Wie (fast) alles lässt sich offensichtlich auch das Sich-schön-Fühlen trainieren. Eine gar nicht besonders hübsche Kosmetikerin erzählte mir während der Massage glückstrahlend: »Ich habe mir gerade ein ganz tolles Kleid gekauft – weil ich so eine schöne Frau bin.«

Im Tarot gibt es eine Karte, die all diejenigen vermutlich ziehen, die sich ständig mit anderen vergleichen und sich ewig als Mauerblümchen fühlen. Die Karte zeigt einen Bambus und eine Eiche. Ist der Bambus schöner als die Eiche? Oder ist die Eiche wertvoller als der Bambus?

Irgendjemand ist immer schöner, talentierter oder glücklicher als ich. Es gilt, alle Vergleiche zu lassen und die zu werden, die ich bin.

Wie ist meine Vision von mir? An dieser Vision muss ich arbeiten. Ab dreißig ist man für sein Gesicht verantwortlich, heißt es – ich denke, das stimmt.

Da ich mich immer noch nicht zu einem noch so kleinen »Abnäher« im Gesicht entschließen konnte, versuche ich, es auf natürliche Weise zu entfalten. Einziger Haken dabei: Man muss die Übungen wirklich täglich durchführen, sie müssen zur Gewohnheit werden wie Yoga. Alles eine Frage der Disziplin, denn es gibt nichts Gutes, außer man tut es.

Ich weiß genau, wie ich mit neunzig oder hundert aussehen will, falls ich dann immer noch lebe: nicht geliftet, daher vermutlich ziemlich runzlig, aber die Augen blank, mageren Körpers und sehr heiter.

Sogar die berühmtesten Models sehen übrigens »nackt« nicht so toll aus wie auf den Fotos. Cindy Crawford soll geäußert haben: Alle wollen aussehen wie Cindy Crawford, aber ich sehe auch nicht aus wie Cindy Crawford. Die Presse befand weiter: Cindys Mund sei schlecht durchblutet.

Na, so was! Also das zumindest verbindet uns, Cindy Crawford und mich – meiner ist auch schlecht durchblutet. Deshalb bürste ich nach dem Zähneputzen mit der Zahnbürste – am besten mit einer elektrischen, aber die gewöhnliche tut's auch – die kleinen Fältchen um den Mund und anschließend die Lippen.

Die Augen von Models und Schauspielerinnen wirken übrigens nur durch die Schminke so groß und ausdrucksvoll. Abgeschminkt sind sie so klein wie Ihre morgens nach dem Aufwachen!

Dennoch ein paar kleine Tricks zur Gesichtsstraffung:

Straff dank Kork und Giraff'
Sehr bewährt hat sich der Korken, den ich immer in der Handtasche habe. Sie nehmen den Korken z. B. einer Weinflasche in den Mund und versuchen dabei zu sprechen, was Ihnen gerade einfällt. Dieser Korkentrick kräftigt die Muskeln um den Mund herum und verbessert gleichzeitig die Aussprache.

Auch das Schmollen sei empfohlen, zum Beispiel beim Kochen. Man spitzt die Lippen, so sehr es nur geht, als schmolle man fürchterlich, bis die ganze Mundpartie spannt. Gut schmoll!

Uns allen zum Trost ein Ausspruch von Billy Wilder: Eine Frau ist immer dann am schönsten, wenn sie sich schöner fühlt, als sie eigentlich ist.

Die zwölf SCHÜSSLER-SALZE – aus meinem Leben nicht mehr wegzudenken

Wir kennen alle die Qual der Wahl bei homöopathischen Mitteln: Welches ist das richtige, welche Potenz? Es gibt so viele …

Genau das hat sich der Arzt Dr. Wilhelm Schüßler (1821–1898) vor über hundert Jahren auch gedacht und entdeckt, dass ganze zwölf Mineralsalze entscheiden, ob der Mensch gesund oder krank ist.

Er bezeichnete seine Heilweise als »Biochemie« (griech. bios = Leben), weil er erkannt hatte, dass der Bau und die Lebensfähigkeit des menschlichen Organismus wesentlich vom Vorhandensein bestimmter Mineralsalze abhängig sind. Ein Mangel an diesen Mineralsalzen führt zur Funktionsunfähigkeit zunächst im Bereich der Zelle und schließlich der einzelnen Organe.

Mit der Homöopathie hat sie die Lehre von den kleinen Gaben gemeinsam. Und trotzdem ist sie mit ihr keineswegs identisch.

Während Homöopathie bestrebt ist »Ähnliches durch Ähnliches« zu heilen, geht das Heilverfahren nach Dr. med. Schüßler davon aus, »Fehlendes durch Fehlendes« zu ersetzen. Ein deutlicher Unterschied also.

Mittels dieser Salze als Tabletten, Globuli, in flüssiger Form und ihren entsprechenden Salben kann ich Mangelerscheinungen im Körper ausgleichen, die Beschwerden selbst behandeln und so die Selbstheilungskräfte anregen.

Die wichtigsten Schüßler-Salze bei Gelenkbeschwerden sind die Nr. 1 Calcium fluoratum D12, Nr. 2 Calcium phosphoricum D6, Nr. 3 Ferrum phosphoricum D12.

Calcium fluoratum beugt gleichzeitig Osteoporose vor, bügelt, unterstützt von Calcium-fluoratum-Salbe, Falten glatt und kräftigt die Nägel.

Die Nr. 11, Silicea, wird als »das« Schönheitselixier gepriesen, weil es den Aufbau von Haaren, Haut und Nägeln unterstützt.

Zehn Tabletten von Nr. 7, Magnesium phosphoricum, »die heiße Sieben« genannt, in heißem Wasser aufgelöst und getrunken lindern fast augenblicklich Krämpfe und Schmerzen, wie nächtliche Wadenkrämpfe. Es soll sogar wirksam sein, um die Gier nach Schokolade oder anderen Suchtmitteln wie Kaffee, Tee, Nikotin, Alkohol und anderen Drogen zu mindern. Ist auch angebracht, wenn zwar Hände oder Beine einschlafen, man selbst jedoch nicht.

Immer mehr Eltern helfen heute ihren Kindern mit Schüßler-Salzen. So beruhigt sich der Zappelphilipp durch Gaben von Calcium phosphoricum, die Angst vor Spritzen nimmt Silicea, bei allgemeiner Nervosität ist Kalium phosphoricum angesagt, das auch bei Mobbing und nervlicher Erschöpfung empfohlen wird. Manche Therapeuten halten dies Salz für das wichtigste überhaupt.

Bei trockenen, aber auch bei tränenden Augen tut Natrium chloratum gut.

Dies ist nur ein kleiner Auszug dessen, was die Schüßler-Salze alles können. Grundsätzlich gilt: Sie sind nicht »gegen« etwas, sondern »für« etwas, nämlich dafür, den Mineralhaushalt wieder zu harmonisieren.

Lassen wir es am besten gar nicht erst zu einem Defizit kommen, sehen wir zu, dass unser Körper täglich alle Salze erhält, die er braucht – dann könnte Krankheit vielleicht ein Fremdwort werden.

(Literaturempfehlung im Anhang)

SINGEN nicht vergessen!

Meine TIERE – meine Heiler

Ohne meine Tiere, die vielen Hunde und Katzen, die mein langes Leben begleiteten, hätte ich dieses Dasein nicht ertragen. Nur dank Buddhina überstand ich meinen Burn-out und die Trauer über den Tod ihres Gefährten Osho. Als sie dann ging, war ich so weit stabilisiert, dass ich langsam wieder Freude am Leben empfinden konnte. Sweetie genießt sein Katerleben in vollen Zügen. Gelegentlich legt er mir eine in seinen nächtlichen Streifzügen durch den Wald erbeutete Maus vor das Bett – Ausdruck großer katerlicher Zuneigung. Hygiene hin oder her, wenn er sich nachts samtpfotig heranpirscht, mit seinen Barthaaren engelzart über mein Gesicht streicht, bevor er seine Schnurrmaschine anwirft, oder Podenca-Hündin Nela es sich auf dem Kopfkissen bequem macht und ich sehen muss, wie ich in der Besucherritze zurechtkomme – das ist Glückseligkeit pur. Tiere in Seniorenheimen sollten ein Muss sein!

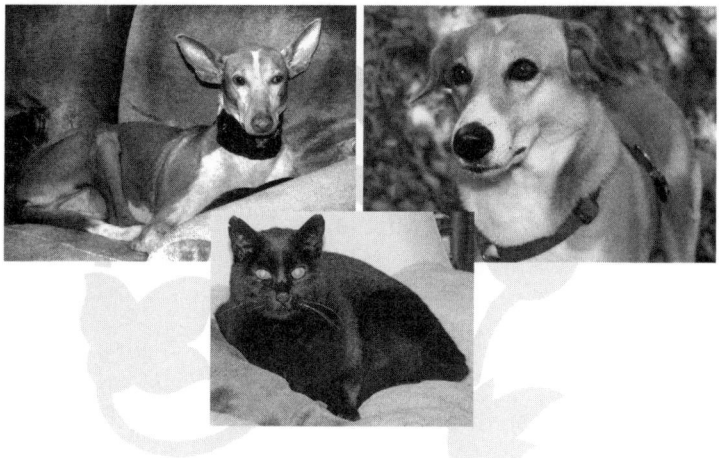

TINNITUS vorbeugen

Bei einer sehr erfolgreichen Tournee mit Sartres Theaterstück »Die ehrbare Dirne« hatte mein Partner mir laut Regie eine Ohrfeige zu verpassen. Im Allgemeinen wird so etwas nur »markiert«, ich jedoch forderte ihn auf, ordentlich zuzuschlagen, weil ich dann so gut weinen konnte. Das tat er dann auch, zuerst widerstrebend, aber schließlich hatten wir uns beide daran gewöhnt, und das Publikum schrie jedes Mal auf – zweihundertmal. Dann hatte ich ständig Kopfschmerzen und sah Sterne wie vermutlich ein Boxer. Ein Arzt riet mir, mit dem

Unfug Schluss zu machen, wenn ich mein Trommelfell retten wollte. Die restlichen fünfzig Aufführungen wurde dann nur noch so getan, als ob.

Glücklicherweise habe ich nicht mehr zurückbehalten als eine leichte Störung im linken Ohr, eine Art Summen, muss aber immer dafür sorgen, dass beide Ohren offen bleiben – indem ich beide Nasenlöcher zuhalte und gleichzeitig wie beim Schnäuzen Luft in die geschlossene Nase und damit in die »Eustachische Röhre« drücke. Ein leichtes Quietschen in beiden Ohren zeigt, die Röhre ist offen.

Lust, es auszuprobieren?

Meine Haushälterin meinte: »Andere in deinem Alter haben ein Hörgerät auf dem Nachttisch, du Ohropax!«

Damit es gar nicht erst zum Tinnitus kommt, bietet sich die taoistische Übung für die Ohren an, das »schlagen der Himmelstrommel«.

Sie stimuliert und besänftigt das Innenohr. Klingeln in den Ohren oder Schwerhörigkeit lassen sich so lindern oder heilen:

tipp

Mit den Zeigefingerkuppen auf die kleinen knorpeligen Erhebungen vor dem äußeren Gehörgang drücken, sodass die Ohren von außen verschlossen sind. Mit den Kuppen der Mittelfinger leicht gegen die Nägel der Zeigefinger klopfen. Es entsteht ein metallisches Geräusch, ähnlich wie Trommelschläge. Langsam und rhythmisch zwölf- bis 36-mal klopfen.

Kann man im Laufe des Tages immer mal wiederholen. Ich habe den Verdacht, dass auch Ablagerungen von tierischem Eiweiß in den feinen Kapillaren der Gehörgänge eine Rolle bei Ohrenproblemen wie Schwerhörigkeit und Tinnitus spielen.

Soweit ich weiß, ist darüber noch nicht geforscht worden. Beethovens Schwerhörigkeit und spätere Taubheit könnte also damit zusammenhängen, dass er, wie Zeitgenossen berichteten, sehr viel und noch dazu verdorbenes stinkendes Fleisch gegessen hat.

Mit TRIMILIN und Pezziball den Kreislauf ankurbeln

Dreimal fünf Minuten auf dem Trimilin schwingen – nicht springen – werden empfohlen, dazu strecken auf dem Pezziball – stärkt auch das Gleichgewichtszentrum! Besonders wichtig im Alter!

TRINKEN Sie genug?

»Sie sind nicht krank, Sie sind nur durstig!«

Ausspruch eines indischen Arztes.

Die meisten Menschen essen zu viel und trinken zu wenig. Ihnen ist der normale Durst ihrer Kindheit einfach abhandengekommen.

Der Flüssigkeitsbedarf scheint individuell sehr unterschiedlich zu sein. Ich brauche viel Flüssigkeit. Wenn ich nicht genügend trinke, werde ich eher müde. Ideal ist heißes abgekochtes Wasser, wie im Ayurveda empfohlen. Oder Kräutertee.

tipp

Allerdings: Dass die Nieren »durchgespült« werden, ist ein Gerücht – diese wichtigen Organe müssen Schwerstarbeit leisten.

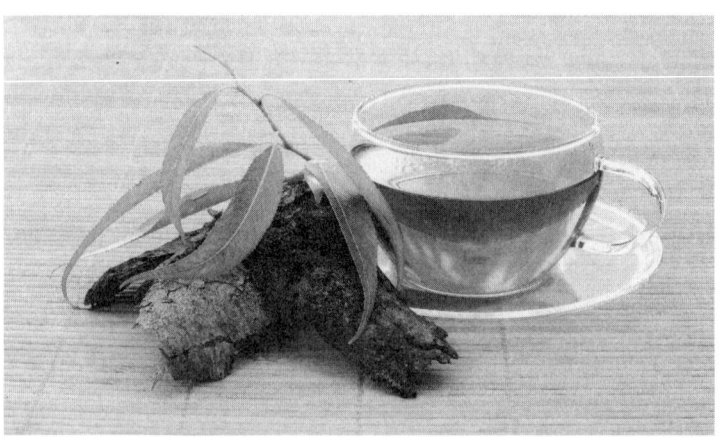

152

Der TOD – Feind oder Freund?

»Aufs Sterben freu ich mich ...« Mit diesem Ausspruch habe ich vor vielen Jahren die LeserInnen einer Zeitschrift verstört.

Heute allerdings möchte ich diese Aussage relativieren: Gevatter Tod darf sich ruhig noch etwas Zeit lassen!

Wie schon erwähnt bekam ich von Kindheit an sämtliche Begräbnisse mit. Es war schon erstaunlich: Eben noch wollte die trauernde Witwe ihrem gestorbenen Mann schreiend in die Grube nachspringen – wenig später zog die Trauergemeinde samt Witwe ins angrenzende Wirtshaus, wo es bald so lustig zuging wie (nicht immer) bei einer Hochzeit.

Sterben und Tod haben mich nie erschreckt, nur sehr neugierig gemacht: Was passiert da eigentlich?

Fasziniert sah ich aus meinem Versteck im Apfelbaum zu, wie ein altes Grab ausgehoben wurde, weil ein neuer Toter hineinwollte. Zum Vorschein kam einmal die völlig unversehrte Puppe der Schwester meiner Großmutter. Sie war als kleines Kind gestorben, vor mehr als einem halben Jahrhundert. Die Eltern hatten ihr die geliebte Puppe mit ins Grab gegeben. Die Puppe war unversehrt, von dem kleinen Mädchen nichts Materielles übrig. Dennoch war es auf eine tröstliche Weise präsent, durch die Liebe zu seiner Puppe lebendig geblieben, vielleicht nur wie ein Wassertropfen zurückgekehrt in den großen Ozean. Keine Energie geht verloren.

Die Raupe, die sich verpuppt, hat vermutlich enorme Angst vor ihrer Transformation – weil sie ja nicht weiß, wie wunderschön und leicht sie als Schmetterling davonfliegen wird!

Ich frage mich, warum die Menschen derartig am Leben hängen. Es ist doch mit all seiner Grausamkeit kaum zu ertragen. Und ausgerechnet die Christen müssten sich doch darauf freuen, dieses »Jammertal« endlich verlassen zu dürfen und »heimgeholt« zu werden!

Wer ein pralles Leben geführt, seine Freuden und die Schmerzen voll ausgekostet hat, sollte es furchtlos und freudig loslassen können.

Aber wir lernen ja nicht einmal die Kunst zu leben – geschweige denn, die Kunst zu sterben.

Yogis schaffen das, Osho hat es geschafft, sanft hinüberzugehen. Und Scott Nearing. Das berühmte »Aussteigerpaar« Scott und Helen Nearing hat länger als fünfzig Jahre zusammengelebt. Beide haben eine Reihe Bücher über ihr Leben als Selbstversorger geschrieben. In ihrem Buch »Ein gutes Leben – ein würdiger Abschied – mein Leben mit Scott« beschreibt Helen Nearing, wie ihr Mann kurz vor seinem hundertsten Geburtstag beschloss, sich auf den Tod vorzubereiten und wie sie ihm dabei half.

Er entschied sich zu fasten und nahm danach nie wieder einen Bissen fester Nahrung zu sich, schließlich auch keine Flüssigkeit mehr. Sechs Wochen später verabschiedete er sich von Helen – »es war ein leichtes und schönes Gehen, das Leben einfach ausgeatmet«, schreibt Helen. Und weiter: »Ich freute mich auf meinen eigenen Tod – ich war sozusagen entzückt davon, den Tod des Körpers als eine Erlösung vom körperlichen Leben zu sehen …«

So stelle ich mir gutes Sterben vor.

Sollte man sich beerdigen oder lieber verbrennen lassen? Was aber, wenn dabei die Seele angesengt wird? Was ist vom ökologischen Standpunkt besser? Der Körper nährt den Wurm und bestenfalls vielleicht einen schönen Birnbaum wie den beim von Ribbeck auf Ribbeck im Havelland. Asche wiederum kann man in den Garten streuen. Oder bei Glatteis auf die Straße.

Wahrscheinlich gehupft wie gesprungen.

Gibt es ein Leben nach dem Tod?

Hermann Hesse hat diese Frage offensichtlich bejaht. Ihm wird das folgende Gedicht zugeschrieben. Inkarnieren wir immer wieder, so lange, bis unsere Seelen gereinigt sind, suchen wir uns also selbst das dafür notwendige schwierige Erdenleben aus?

> *Ehe ich in dieses Erdenleben kam*
> *ward mir gezeigt, wie ich es leben würde.*
> *Da war die Kümmernis, da war der Gram,*
> *da war das Elend und die Leidensbürde.*
> *Da war das Laster, das mich packen sollte,*
> *da war der Irrtum, der gefangen nahm.*
> *Da war der schnelle Zorn, in dem ich grollte,*
> *da waren Hass und Hochmut, Stolz und Scham.*

155

Doch da waren auch die Freuden jener Tage,
die voller Licht und schöner Träume sind,
wo Klage nicht mehr ist und nicht mehr Plage,
und überall der Quell der Gaben rinnt.
Wo Liebe dem, der noch im Erdenkleid gebunden,
die Seligkeit des Losgelösten schenkt,
wo sich der Mensch der Menschenpein entwunden
als Auserwählter hoher Geister denkt.

Mir ward gezeigt das Schlechte und das Gute,
mir ward gezeigt die Fülle meiner Mängel.
Mir ward gezeigt die Wunde draus ich blute,
mir ward gezeigt die Helfertat der Engel.
Und als ich so mein künftig Leben schaute,
da hört ein Wesen ich die Frage tun,
ob ich dies zu leben mich getraute,
denn der Entscheidung Stunde schlüge nun.

Und ich ermaß noch einmal alles Schlimme –
»Dies ist das Leben, das ich leben will!« –
Gab ich zur Antwort mit entschlossner Stimme.
So war's als ich ins neue Leben trat
und nahm auf mich mein neues Schicksal still.
So ward ich geboren in diese Welt.
Ich klage nicht, wenn's oft mir nicht gefällt,
Denn ungeboren hab ich es bejaht.

Das Leben, das ich selbst gewählt, Hermann Hesse

Keine VERKALKUNG dank Knoblauch und Zitrone

War es zum hundertsten Geburtstag von Johannes Heesters? Nadja Tiller überreichte dem Jubilar im Fernsehen einen ganzen Kranz Knoblauchzehen, in Anspielung auf dessen berühmtes Verjüngungselixier. Und Heesters Frau Simone wurde irgendwann gezeigt, wie sie den Knoblauchtrank zubereitet. In der Küche muss es herzhaft geduftet haben – obwohl der Trinkende selbst nach dem Genuss tatsächlich recht neutral riecht.

Ein Knoblauchfan hat mir folgendes Rezept geschickt:

Dreißig geschälte Knoblauchzehen und fünf Zitronen mit Schale (beides natürlich aus biologischem Anbau) pürieren und mit einem Liter Wasser auf Siedetemperatur erhitzen, einmal aufwallen lassen (nicht kochen!) und abseihen. Den abgekühlten Sud in eine saubere Flasche füllen, im Kühlschrank aufbewahren.

Einundzwanzig Tage lang ein Schnapsglas davon trinken. Sieben Tage Pause einlegen, dann das Ganze noch einmal von vorn. Bei Bedarf eine dritte Runde zelebrieren nach wiederum siebentägiger Pause.

Was ist denn das Tolle an dieser Knolle (lateinisch Allium sativum)? Sie enthält Lauchöl, mit dem Hauptbestandteil Allicin, dem eine antibakterielle, lipidsenkende Wirkung bei erhöhten Blutfettwerten und Gefäßveränderungen bescheinigt wird. Das ebenfalls enthaltene Spurenelement Germanium spielt eine Rolle als Fänger freier Radikale und bei der Behandlung entzündlicher Erkrankungen des rheumatischen Formenkreises.

Die Zitrone wiederum steuert Vitamin C und wichtige Vitamine der B-Gruppe bei, wie die Folsäure, die zahlreiche Stoffwechselreaktionen beeinflusst und an der es den meisten Menschen mangelt.

Das geschilderte Gebräu soll den ganzen Körper regenerieren und ganz speziell auch dem Altersschwindel vorbeugen, das Seh- und Hörvermögen verbessern und sogar vor Parodontose schützen. Es werden zwei Kuren pro Jahr vorbeugend empfohlen.

tipp

Unglaublich, aber wahr: Mein jüngster Bruder Volkmar (kein Vegetarier, sondern Normalesser) machte, nachdem er als Sportlehrer in Rente gegangen war, noch eine Ausbildung zum Heilpraktiker und rief mich eines Abends an: Stell dir vor, ich muss einen Stent haben! In vierzehn Tagen ist die Operation! Während einer Ägyptenreise war er plötzlich zusammengeklappt.

Ich schlug ihm vor, diese vierzehn Tage bis zum Einsetzen des Stents für die Knoblauch-Zitronen-Kur zu nutzen. Und siehe da, er führte die Kur durch und konnte die Operation absagen!

Ein Zufall? Es mögen auch andere Komponenten zu dem Erfolg beigetragen haben, wie Vermeidung von Stress etc. Warum nicht einfach mal ausprobieren? Schaden tut's auf keinen Fall.

Die WÄRMFLASCHE – Trösterin in allen Lebenslagen

Die gute alte Wärmflasche kann Wunder wirken.

Bei Einschlafnöten und Traurigkeit unter den Nacken legen und/oder auf die Leber. Auch bei (Bauch-)Schmerzen und Verspannungen tut ihre Wärme gut.

(Über-)Lebenshilfe YOGA

Yoga ist für mich die (Über-)Lebenshilfe schlechthin. Ich mache meine Übungen seit meiner Jugend.

Mit siebzehn lebte ich als Fremdsprachenkorrespondentin in Kopenhagen und lernte Marussja Berg kennen, eine Russin und ehemalige Tänzerin, die nun Unterricht in Hatha-Yoga gab. Marussja war die erste Vegetarierin, die ich traf. Ich vergesse nie, wie sie auf die Frage einer Schülerin, ob denn der Duft einer gebratenen Gans zu Weihnachten nicht doch fleischliche Gelüste in ihr aufkommen ließe, mit einem entschiedenen gutturalen »Njet!« antwortete.

Falls Sie sich für Yoga interessieren und es lernen wollen, rate ich, zunächst Unterricht bei einem autorisierten Lehrer zu nehmen. Später können Sie dann mithilfe eines Buches weiterarbeiten. Zu leicht schleichen sich sonst gleich zu Anfang Fehler ein.

Hatha-Yoga, die im Westen wohl bekannteste Yoga-Praktik, beschäftigt sich mit den körperlichen Übungen, Asanas genannt. Sie machen den Körper biegsam, geschmeidig und widerstandsfähig, sodass die Lebensenergie, das Prana, ungehindert fließen und alle Organe und Nerven durchdringen kann. Ergänzend kommen Atemübungen und Meditationen hinzu. Yoga-Übungen, richtig durchgeführt, helfen das Gewicht zu normalisieren – Dicke nehmen ab, Dünne nehmen zu. Nicht zu unterschätzen ist auch die Stärkung der Wirbelsäule. Mit den Yogaübungen trainiere ich sie täglich und kann häufig sogar einen verschobenen Wirbel selbst wieder einrenken.

Regelmäßiges Üben sollte aber auch dazu führen, dass man imstande ist, den ruhelosen Geist zu kontrollieren, Frieden zu erlangen und sich so weit wie möglich frei zu fühlen von Unglück und Leid. Genauso wichtig ist aber der moralische Aspekt, denn die fünf Lebensregeln sind Gewaltlosigkeit, Wahrheit, Aufrichtigkeit, Enthaltsamkeit (Enthaltsamkeit bedeutet für einen Yogi totale sexuelle Enthaltsamkeit, für den Normalmenschen Konzentration auf einen Partner) und die Enthaltung von Gier und Habsucht.

**Der Glaubenssatz
des Yoga heißt:**

Sarve bhavantu sukhina
sarve sant niramaya.

Alle sollen glücklich sein,
alle sollen in Frieden leben.

Yoga ist der Weg zur Versöhnung – auch mit sich selbst, mit dem eigenen Körper.

Erinnert das nicht an die Sätze von Jesus aus der Bergpredigt: Was du willst, dass man dir tu, das tu du anderen zuerst?

Der praktische Teil

Ich habe mir im Laufe der Jahre ein ganz persönliches Sammelsurium von Körperübungen zusammengestellt – Yogaübungen kombiniert mit Qi-Gong- und einigen taoistischen Übungen. Es müssen ja nicht alle täglich durchgeführt werden, das ist für Berufstätige und etwa noch Alleinerziehende fast nicht möglich. Aber jede Übung sollte mal drankommen.

Die zunächst vorgestellten Übungen mache ich gleich nach dem Aufwachen gemütlich im Bett, funktioniert also überall, auch im Hotel.

Zur Not genügt mein Bett-Yoga plus Gruß an die Sonne (dauert zusammen gerade mal fünf Minuten), um den über Nacht abgesackten Kreislauf in Schwung zu bringen.

Es geht los mit:

- Räkeln, strecken und gähnen wie eine Katze, dabei nacheinander bewusst alle Muskeln anspannen – an Beinen, Gesäß, Rücken, Schultern, Armen und Bauch – und wieder loslassen. Dabei tief atmen.
- Nun versuche ich zu lachen, zumindest ein bisschen zu glucksen. Wenn ich sehr traurig aufwache, weine ich ein bisschen.
- Kräftige Rücken- und Bauchmuskeln entlasten die Wirbel-

161

säule. Also: Aufrichten des Oberkörpers bei aufgestellten, abgewinkelten Beinen – das stärkt die Bauchmuskulatur; Hochdrücken des Beckens bei aufgestellten Beinen – Rücken- und Gesäßmuskeln und Blase werden es Ihnen danken. Abschließend noch Radfahren im Liegen, wobei die Knie möglichst fest angezogen werden.

- Im Anschluss Kneten der Bauchdecke, und zwar in Uhrzeigerrichtung, bis sich alle Organe locker und weich anfühlen.

- Der ganze Körper wird massiert, geknetet, beginnend mit Kopf, Kopfhaut, Gesicht, Ohren, Nacken – immer dem Herzen zu, das bringt die Lymphe zum Fließen. Besonders wichtig sind die Ohren. Richtig knautschen, damit werden gleichzeitig alle Körperorgane akupressiert (kleine Kinder knautschen ihre Ohren, wenn sie müde werden).

Weiter geht's mit:

- Handflächen warm reiben
- »Händewaschen«
- Dehnen der Handgelenke in den vier Richtungen
- Gesicht »waschen« mit den Handflächen. Massage des breiten Halsmuskels
- Mit den Fingerkuppen die Kopfhaut beklopfen, um die Haarwurzeln zu massieren
- Den Zeigefinger leicht in den Ohrkanal stecken, leicht drehen und plötzlich herausziehen, sodass ein Vakuumeffekt entsteht. So wird das Trommelfell stimuliert und damit das Gehör gebessert.

Das alles hört sich komplizierter an, als es ist, dauert kaum mehr als fünf Minuten, in denen man sonst vor sich hin döst, weil man nicht aufstehen will. Die Übungen helfen auch, wenn man nachts aufwacht und nicht mehr einschlafen kann. Sie gehen schnell in Fleisch und Blut über.

Nun raus aus dem Bett und

- Trockenbürsten, mit einem groben Frottier-Handschuh oder einer kräftigen Bürste den ganzen Körper – immer zum Herzen hin – bürsten.
- Zur Anregung der Flüssigkeitsausscheidung ein Glas lauwarmes Wasser trinken oder ein Glas Wasser mit einem Schuss Apfelessig und einem Teelöffel Honig.
- Auf der Stelle laufen, z. B. auf einem groben Fußabstreifer oder auf einer speziellen Fußreflexzonen-Noppenmatte – möglichst bei offenem Fenster.
- Nun noch einige Minuten entspannt hinsetzen, im Schneidersitz oder im Lotussitz, und tief atmen. Sie werden staunen, wie wenig Sie die Kapazität Ihrer Lungen bisher ausgenutzt haben und wie viel Energie und Wohlbefinden Ihnen das richtige Atmen schenkt. Durch die Yoga-Atmung werden die Lungen stärker mit Sauerstoff versorgt.

Weiter geht's mit dem Gruß an die Sonne.

Gruß an die Sonne

Wichtig ist das richtige Atmen.

ausatmen   einatmen   ausatmen

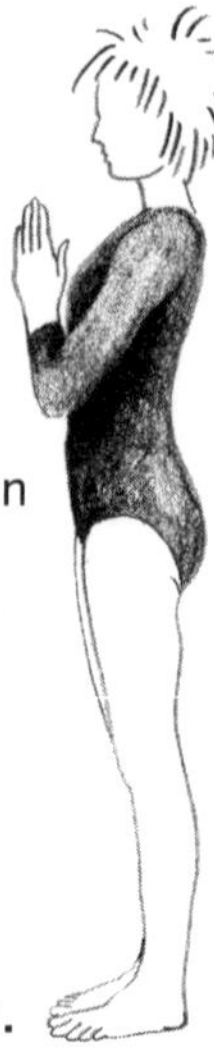

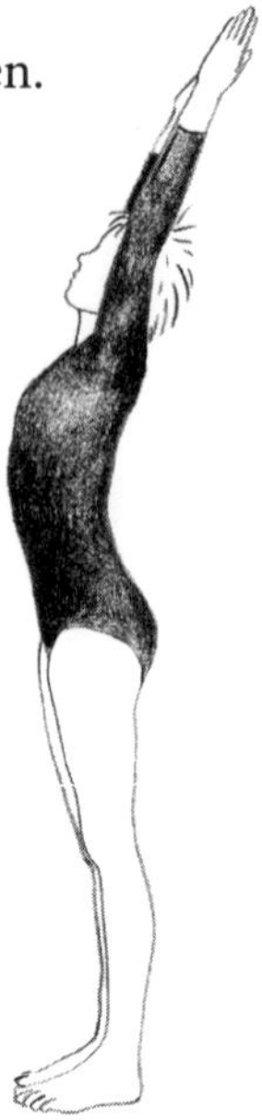

1.   **2.**   **3.**

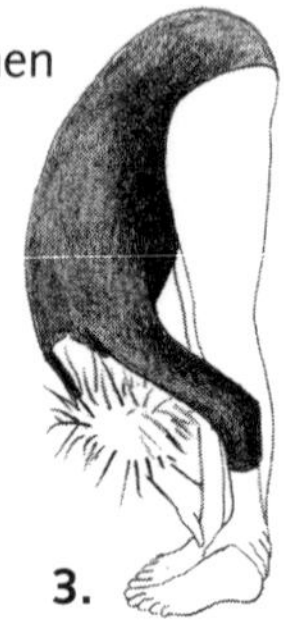

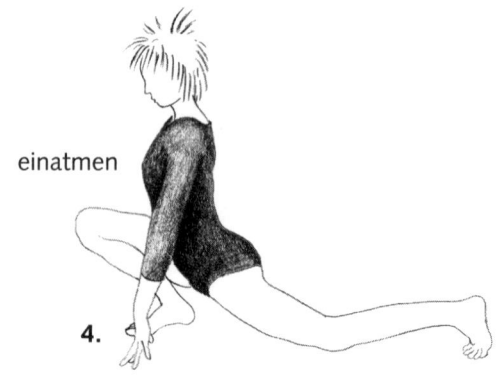

einatmen

4.

ausatmen

5.

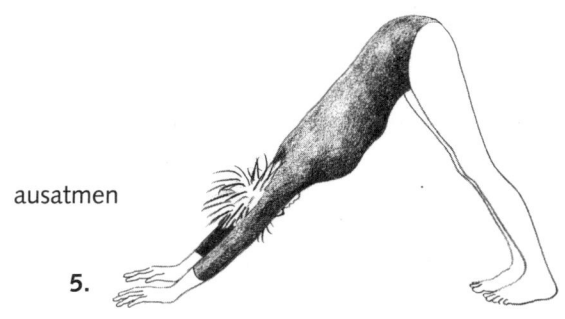

den Atem
anhalten

6.

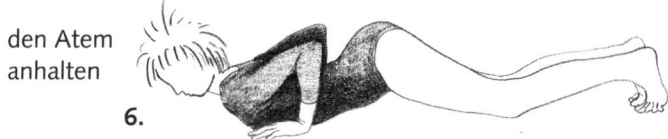

einatmen

7.

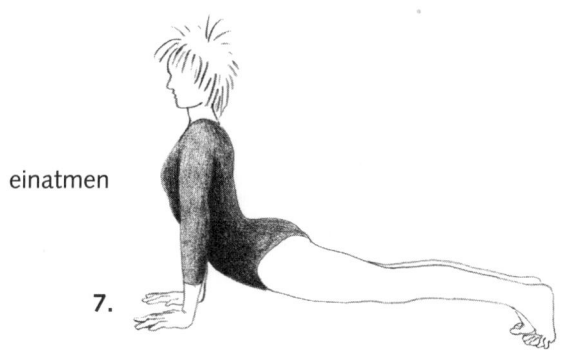

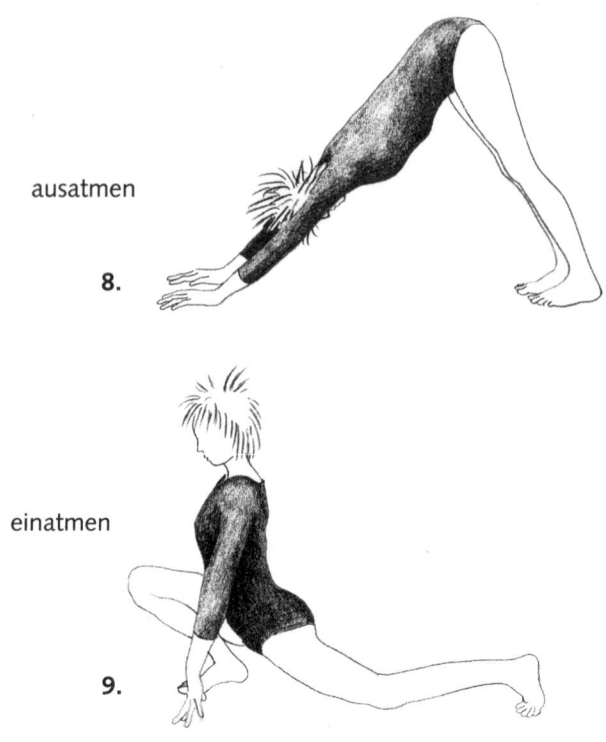

ausatmen

8.

einatmen

9.

Wenn Sie sehr wenig Zeit haben, kann diese Übung sogar genügen, denn sie kräftigt den ganzen Körper, stärkt die Muskulatur, die Atmung und das Herz; gleichzeitig werden die Eingeweide massiert, damit Verstopfung entgegengewirkt, die Schilddrüse angeregt, sodass es zu Fettabbau an Problemstellen kommt, und die Wirbelsäule gekräftigt. Der ganze Körper wird gelockert, gestärkt und bei regelmäßiger Übung besser proportioniert.

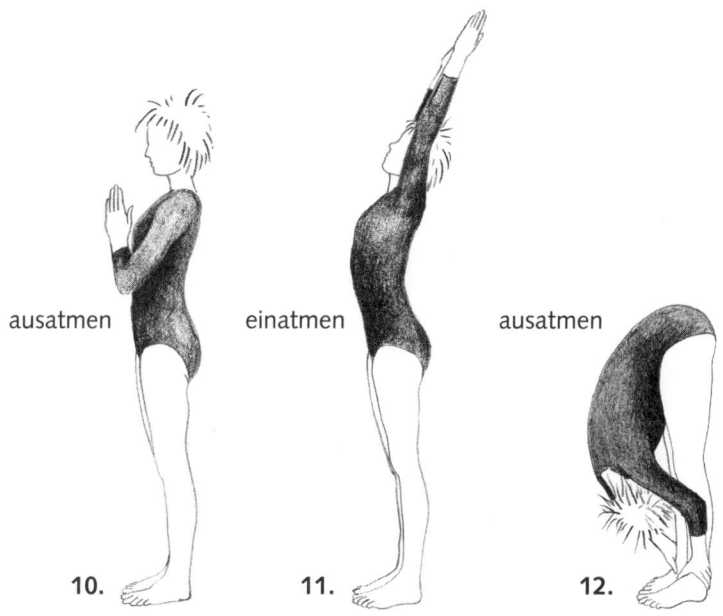

ausatmen   einatmen   ausatmen

10.   **11.**   **12.**

Wenn Sie alle Bewegungsabläufe durchgeführt haben, folgt dieselbe Serie noch einmal – diesmal strecken Sie das andere Bein nach hinten.

Im Gegensatz zu den übrigen Asanas (Übungen) wird diese zügig durchgeführt. Wichtig ist, dass dabei richtig geatmet wird. Wer perfekt ist, braucht für die zwölf Bewegungsabläufe etwa zwanzig Sekunden.

Den Gruß an die Sonne ein Mal morgens und ein Mal abends vor dem Schlafengehen durchführen.

Geübte schaffen den Gruß an die Sonne bis zu zwanzig-, ja dreißigmal oder noch mehr …

Sechs weitere wichtige Übungen für die Wirbelsäule:

Die Katze

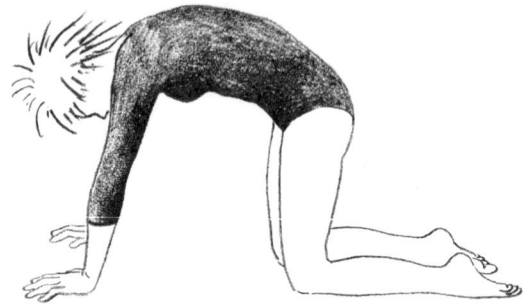

Abwechselnd wie eine Katze einen extremen Rundrücken machen und ein extremes Hohlkreuz.

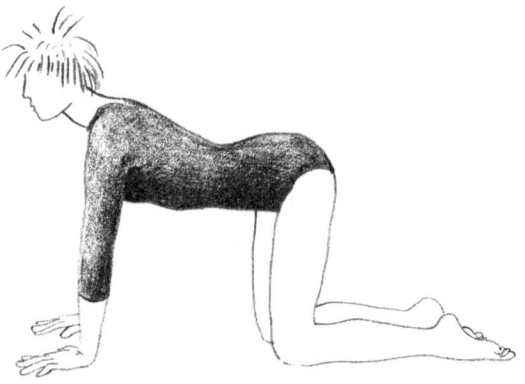

Der Bogen

Der Bogen kräftigt die Rückenmuskulatur und massiert die Eingeweide, besonders wenn Sie auch noch sanft schaukeln wie ein Schaukelpferd.

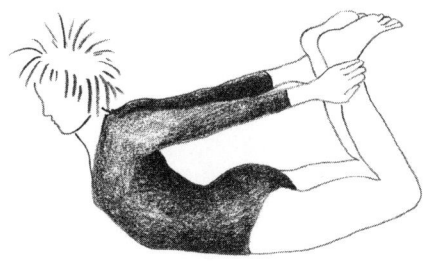

Der Drehsitz

Der Drehsitz korrigiert Fehlhaltungen der Wirbelsäule, beugt Hexenschuss vor, regt Verdauung, Leber- und Nierentätigkeit an, stärkt die Nerven.

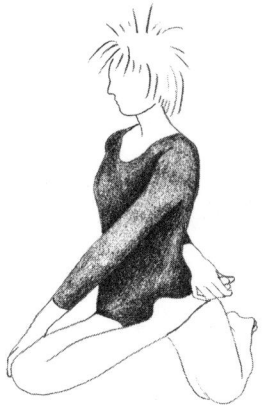

169

Die Jathara-Übung

Mit der Jathara-Übung habe ich mir schon manchen verschobenen Wirbel wieder eingerenkt. Führen Sie sie morgens und abends aus. Auf dem Rücken liegend, beide Arme seitlich auf dem Boden ausstrecken. Die gestreckten Beine zunächst auf die eine Seite des Körpers schwenken, sodass die Füße auf dem Boden zu liegen kommen, anschließend auf die andere Seite. Schultern bleiben am Boden. Mehrmals wiederholen.

Variante der Jathara-Übung

Ein Bein bleibt ausgestreckt am Boden, das andere Bein (auf der Abb. ist es das rechte) wird abgewinkelt, die Fußsohle etwas oberhalb des linken Knies auf das gestreckte Bein aufgesetzt, das rechte Knie nach links auf den Boden gedrückt. Dabei können die Hände zu Hilfe genommen werden. Dasselbe mit dem anderen Bein wiederholen. Wichtig ist, dass die Schultern bei beiden Übungen auf dem Boden bleiben.

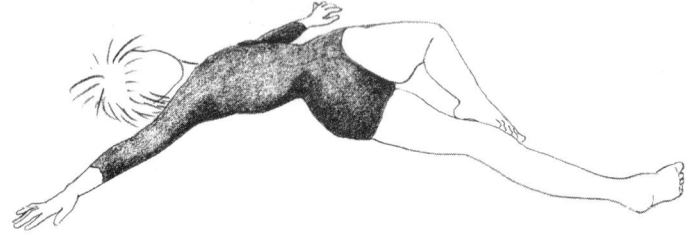

Die Kuh

Die Kuh lockert Schulter- und Halsmuskulatur, stärkt die Brustmuskeln. Anfangs kann man ein Tuch als Verbindungsstück zu Hilfe nehmen, bis man es schafft, die Hände hinter dem Rücken zusammenzubringen.

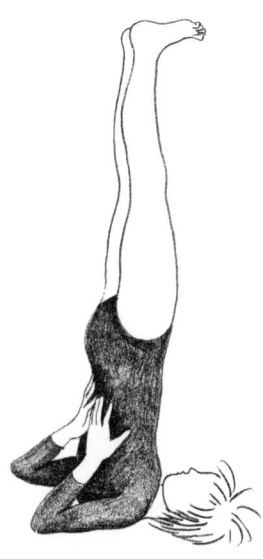

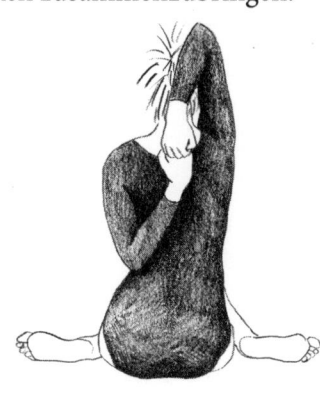

Der Schulterstand

Der Schulterstand heißt im Sanskrit Sarwangasana, was so viel wie »alle Glieder« bedeutet. Der ganze Körper wird sozusagen auf den Kopf gestellt, der Nacken gedehnt, die Schilddrüse angeregt, ebenso wie sämtliche innersekretorischen Drüsen, Wirbelsäule, Nerven und Gehirn gestärkt, Kopf- und Gesichtshaut besser durchblutet werden. Die Übung hat eine verjüngende Wirkung und beruhigt überdies den ruhelosen Geist. Swami Muktananda zieht sie dem Kopfstand sogar vor.

Der Pflug

Der Pflug wird Menschen mit hohem Blutdruck statt des Schulterstandes empfohlen. Sonst übt der Pflug ähnliche Wirkungen aus wie der Schulterstand.

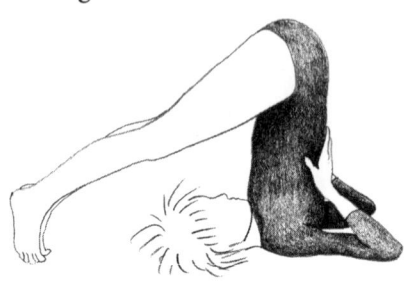

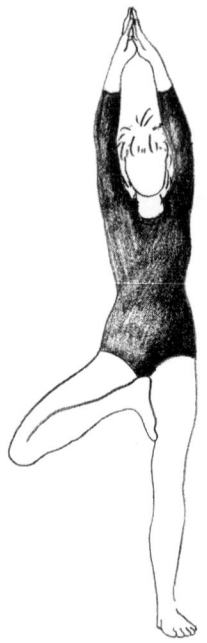

Der Baum

Der Baum ist die Übung zur Stärkung der Willenskraft. Die Baumstellung kräftigt die Beinmuskeln, beruhigt den Geist und fördert die Konzentration.

tipp

Ideal ist es, wenn man abschließend zehn Minuten oder auch länger meditiert. Aber nicht zu viel auf einmal vornehmen, sonst verlieren Sie womöglich den Mut und geben auf. Im Yoga wird nichts mit Gewalt versucht. Der Weg ist das Ziel!

Der ZAPPELPHILIPP oder die Restless Legs

Nicht nur junge Menschen sind zappelig, auch ältere Menschen können an einer bestimmten Form des Zappelphilipp-Syndroms leiden: den »Restless Legs«, auch das »Syndrom der unruhigen Beine« genannt. Besonders unangenehm, wenn man sich in Vorträgen langweilt und noch dazu in der ersten Reihe sitzt. Passiert mir leider auch gelegentlich.

Hier hilft Magnesium phosphoricum (siehe »Schüßler-Salze«). Phosphathaltige Speisen meiden (auch Softdrinks wie Fanta und Cola)!

Und schließlich: der Bakterienkiller ZUNGENSCHABER!

Der Zungenschaber gehört in asiatischen Ländern zur täglichen Mundhygiene wie das Zähneputzen und ist auch für mich selbstverständlich geworden. Er besteht aus nichts weiter als einem schmalen, biegsamen Metallband, möglichst aus Silber. Man fasst ihn an beiden Enden und schabt damit gleich nach dem Aufstehen den Belag von der Zunge, der besonders morgens von Myriaden Bakterien besiedelt ist.

Zur Not geht's auch mit dem Stiel eines Löffels.

In jedem von uns schlummern ungeahnte Kräfte, die wir gar nicht nutzen. Es gibt also genug zu tun – aber: Es gibt nichts Gutes, außer man tut es!

Prüfet **alles –** und das **Gute** behaltet

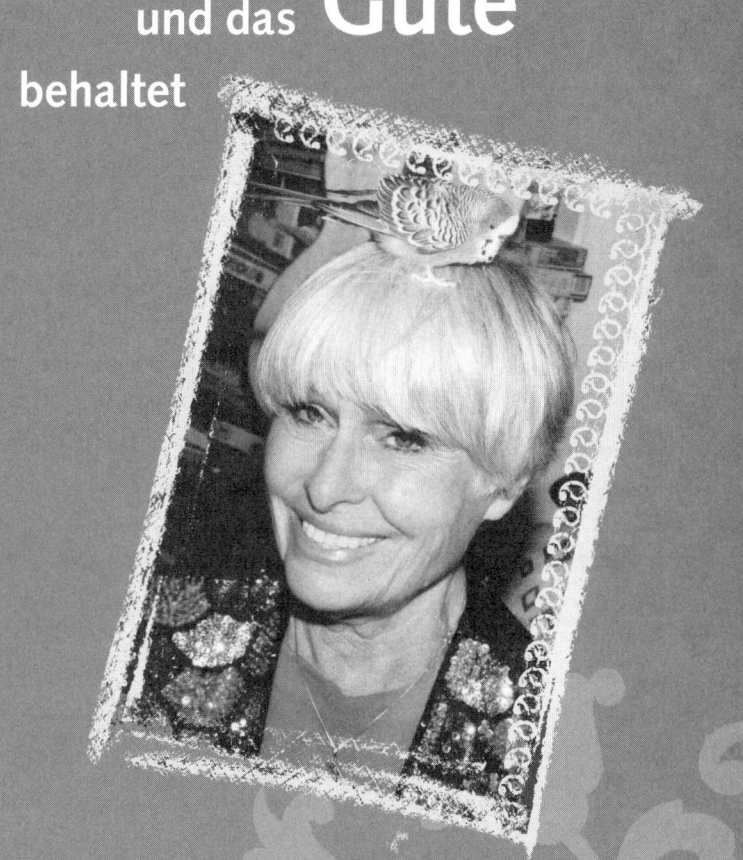

>*»Prüfet alles – und das Gute behaltet«*
>(Ausnahmsweise sei einmal der nicht gerade frauen-
>und tierfreundliche Apostel Paulus zitiert.)

Stimmt die Richtung noch?

Die ersten zaghaften Versuche mit einer Ernährung ohne
Fleisch machte ich Anfang der Siebzigerjahre, weil ich, wie
erwähnt, an Rheuma litt, von der Mutter geerbt, wie es hieß.
Tabletten brachten keine Besserung, vielleicht würde eine Ernährungsumstellung helfen?

Sie hat geholfen. Das Ergebnis war mein erstes Kochbuch,
an dessen Erfolg damals niemand glaubte – außer mir. Keine Fleisch-, keine Fischrezepte – wer sollte so ein Buch schon
kaufen?

Es wurde ein Bestseller. Um meine als kochende Hausfrau
gesammelten Erfahrungen wissenschaftlich zu untermauern,
ließ ich mich dann bei Dr. Max Otto Bruker zur Gesundheitsberaterin ausbilden. Die folgenden Bücher wurden wieder
sehr erfolgreich – und ich bin glücklich, nicht nur mir selbst,
sondern auch noch vielen anderen Menschen allein durch die
Ernährungsumstellung zu einem gesünderen und vitaleren
Dasein verholfen zu haben.

Mir selbst wurde die Umstellung dadurch erleichtert, dass
ich auf einen Bauernhof gezogen war. Ich konnte plötzlich
die Tiere, die ich nun hautnah kennenlernte, nicht mehr essen. Mein Zwerghuhnpärchen Herr und Frau Nebbich – am

Spieß? Nachbar Gustls Lämmchen als Osterbraten? Die Rehe, die sich, zunehmend zahm geworden, großäugig unter meinen Apfelbäumen an den Äpfeln gütlich taten als Braten mit Weintrauben serviert – unmöglich!

Vegetarierin zu werden war also relativ einfach, das Fleisch wegzulassen das geringste Problem. Dabei ging es mir wie den meisten, die den Fleischtöpfen Lebewohl sagen: Statt des gewohnten Bratens und der Wurst wird vermehrt zu Milchprodukten gegriffen. Ich kochte von nun an ovo-lacto-vegetabil, schwelgte üppig in Milchprodukten wie Butter, Sahne, Käse, Eier. Ich liebe gutes Essen und die Abkehr von der herkömmlichen Ernährungsweise sollte ja nicht mit Verzicht einhergehen, sondern, im Gegenteil, zu mehr Genuss, Vitalität, Gesundheit und Lebensfreude führen.

Auch heute noch ist meine Devise: Essen muss fantastisch schmecken, hinreißend aussehen und gesund erhalten.

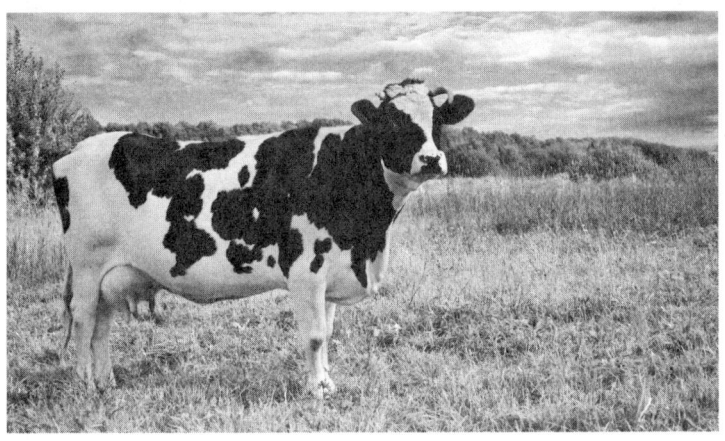

Dennoch: Meine Ernährung ist durchaus nicht nur reine Privatsache, sondern ein Politikum. Auch mit Messer und Gabel trage ich dazu bei, ob diese Erde zugrunde geht oder doch noch zu retten ist, kann ich Mensch, Tier und Umwelt schützen.

Jede noch so winzige Sensibilisierung in Bezug auf das, was wir essen, ist ein Gewinn, nicht nur für uns selbst, sondern auch für den Planeten Erde.

Davon bin ich überzeugt.

Tiereiweißfrei oder vegan, das ist hier die Frage

Vegetarier essen also nichts vom toten Tier. Gelegentlich outet sich jemand als Fisch-Vegetarier – natürlich ein Unding.

Für eine tiereiweißfreie Kostform entscheiden sich Menschen überwiegend aus gesundheitlichen Gründen. Ich mit meiner Veranlagung zu Rheuma zum Beispiel, muss den Verzehr von tierlichem Eiweiß einschränken, nicht aber unbedingt den von tierlichen Fetten wie Butter und Sahne. Es ist sehr wichtig, sich diesen Unterschied klarzumachen. Nach neuesten Erkenntnissen ist weniger das zu viele tierliche Fett schuld an den üblichen Zivilisationskrankheiten, als vielmehr der zu hohe Verzehr von tierlichem Eiweiß, nicht nur der in Fleisch und Wurst, sondern eben auch der in Milchprodukten.

Veganer hingegen, die gar nichts vom Tier verzehren, werden vor allem junge Menschen aus Liebe zu den Tieren. Sie wollen nicht am Leiden von Tieren schuld sein, auch nicht indirekt, indem sie Milchprodukte verzehren, zu denen ja auch Butter und Sahne gehören.

Von ihnen hört man oft: »Tiere sind meine Freunde, und meine Freunde esse ich nicht.« Oder wie Paul McCartney sagte: »Ich esse nichts, was Augen hat.«

In meinem Buch »Essen wir uns gesund« habe ich bereits 2002 diese drei Formen der Vollwertkost vorgestellt – der, wie ich sie nenne, »**üppigen**«, der **tiereiweißfreien** und schließlich der **veganen Vollwertkost**. Zum Beispiel können Sie einen Zwiebelkuchen, ein Kartoffelgratin oder Brotaufstriche üppig zubereiten, tiereiweißfrei oder vegan.

Den Zwiebelkuchen also

- **Vollwertig »üppig«** mit Käse, Eiern, Milch oder Sahne, Butter.
- **Vollwertig tiereiweißfrei,** mit Sahne oder Crème fraîche und Butter, aber ohne Eier.
- **Vollwertig vegan** mit Öl, Ölsaaten und Produkten daraus.

Wer sich nicht für die eine oder andere Kostform entscheiden will, kann ja mal hier, mal da probieren, um herauszufinden, wie er sich am wohlsten fühlt.

Obwohl ich seit vierzig Jahren vegetarisch lebe, habe ich mich erst jetzt für eine möglichst vegane Ernährung entschieden.

Warum erst jetzt?

Die üblichen veganen Rezepte entsprechen häufig nicht den

Kriterien der Vollwertkost, enthalten weißes (Auszugs-)Mehl, Fabrikzucker und andere industriell hergestellte Produkte.

Fleisch weglassen allein bedeutet eben noch keine gesunde Ernährung!

Durch meine sechs Jahre als Abgeordnete im Bayerischen Landtag hatte ich keine Zeit, selbst zu experimentieren. Nun ist jedoch ein Kochbuch erschienen, das beiden Kriterien gerecht wird, den veganen und den vollwertigen. Es heißt »Vegan und vollwertig genießen«, verfasst von Annette Heimroth und Brigitte Bornschein. Ich habe ein Vorwort dazu geschrieben und kann es nur wärmstens empfehlen.

Die beiden Autorinnen stellen in ihrem Buch jede Menge köstlicher veganer Alternativen zu tierlichen Produkten vor, z. B. als Ersatz für

- **Eier:** fein gemahlenes Kichererbsenmehl oder Johannisbrotkernmehl oder Öl und Weinsteinbackpulver.
- **Käse:** (z. B. für Pizza) fein gemahlene oder geflockte Sonnenblumenkerne oder Hefeflocken.
- **Schmand, saure Sahne und Quark:** Nuss-Schmand, der aus der gleichen Menge Cashewkernen oder Mandeln und Wasser hergestellt wird.
- **Milch und süße Sahne:** einen Mix aus weißem oder braunem Nussmus mit Wasser.
- **Butter:** in vielen Fällen Öl, wie natives Kokosöl, oder eine Reiscreme.
- **Zum Süßen:** pürierte Datteln oder Trockenfrüchte.

Die beiden liefern auch jede Menge Rezepte für pikante und süße Aufstriche wie vegane Leberwurst (aus Grünkern), Zwiebelschmalz, Mandel-Schoko-Creme und, und, und.

Vegetarierin zu werden war, wie gesagt, relativ einfach. Ich hätte nicht gedacht, dass der Schritt zur Veganerin mir so schwer fallen würde, nämlich Butter, Sahne und vor allem Käse vom Speiseplan zu streichen. Doch ich bleibe dabei, der Tier- und Umwelt und auch meiner eigenen Gesundheit zuliebe.

Denn dass die vegane Ernährung, richtig durchgeführt, die gesündeste Ernährung überhaupt ist, berichtet in einer von PETA herausgegebenen Broschüre »Warum veggie?« auch der Arzt Dr. Ernst Walter Henrich. Allerdings empfiehlt Dr. Henrich Veganern, ebenso wie viele andere Gesundheitsexperten, aus Sicherheitsgründen ein B12-Nahrungsergänzungspräparat zuzuführen.

Die Broschüre eignet sich wunderbar zum Verteilen in Schulen, an Infoständen etc.

Weitere Informationen unter: **www.peta.de, www.petakids.de** oder **www.provegan.info**

Die Leiden der neuen Veganerin

Nehmen wir an, es ist Spargelzeit!

Unvorstellbar, dass ich dieses mein Lieblingsgemüse, dem zu Recht gern als Königin der Gemüse geschmeichelt wird, einmal mit Schinken oder gar einem Steak verspeist habe.

Nach der Wende zur vegetarischen Ernährung blieb dann die Sauce Hollandaise übrig oder die zerlassene Butter und der geriebene Parmesan.

Schmeckt ja auch lecker. Aber zunehmend sensibilisierter fängt der Mensch an zu grübeln: Sollte aus dem Ei in der holländischen Soße nicht eigentlich ein Hühnchen krabbeln?

Als sich auf meinem Bauernhof entzückende frisch geschlüpfte Küken tummelten, war gerade der berühmte Musikwissenschaftler Marcel Prawy zu Gast. Seine Begleiterin betrachtete fasziniert die gelben Federbällchen und bemerkte entsetzt: Und so etwas essen wir als Rührei!

Von Hitchcock wird erzählt, er habe Blut, das er ja in seinen Filmen üppig fließen ließ, appetitlich, ein Ei hingegen eklig gefunden, und mein Freund Ruediger Dahlke spricht ja auch vom Ei als flüssigem Küken.

Wenn ich heute höre, dass ein Großbauer fünfhunderttausend Hühner in Freilandhaltung hält, muss einem klar sein, was mit all den männlichen Küken geschieht: Sie werden vergast oder zermust! Für Veganer heißt es also: Gar kein Ei mehr – für die anderen: Weniger Eier, mehr Klasse statt Masse, und wenn schon Eier, dann von frei laufenden Hühnern.

Wie gesagt, Spargelzeit. Wenn ich vegan essen will, kommt die holländische Soße auch nicht mehr infrage, keine zerlassene Butter, kein geriebener Parmesan. Ich brate meinen Spargel nun in Olivenöl und serviere ihn mit Rucola und Walnüssen. Schmeckt fantastisch! Es gibt inzwischen sogar auch veganen Käse, der sehr parmesanähnlich schmeckt.

> ## tipp
>
> **Vorneweg gleich mal ein Tipp:** Sagen Sie nie »Ab jetzt wird gesund gekocht, ab jetzt gibt's keine Butter mehr und keinen Käse und keine Eier und keine Sahne«, dann haben Sie nämlich von vornherein verloren. Es empfiehlt sich, sanft und spielerisch vorzugehen.

Ich wollt, ich wär vegane Rohköstlerin ...
ein Rückblick

Riesengedränge am Rohkoststand der »Veggieworld« – so köstlich mundet, was dort von schönen, energiegeladenen Frauen angeboten wird. Alles roh, selbst zubereitet, nur drei Stunden hätten sie geschlafen, aber sie seien so fit, sie könnten Bäume ausreißen, erfahre ich.

Nach meinem Burn-out vor über zwei Jahren geht es mir zwar besser, aber noch nicht richtig gut. Vierzig Jahre habe ich nun »üppig vegetarisch« gelebt, hielt diese Ernährungsform für optimal, spüre nun aber dumpf, dass eine Wende angesagt ist, wieder einmal. Ich habe ein schlechtes Gewissen, weil ich noch Eier und Käse esse, ein schlechtes Gewissen meiner Gesundheit gegenüber. Trotz vierzig Jahren vegetarischer Kost haben sich meine Augen verschlechtert, habe ich Schmerzen in den Füßen – Arthrose? Oder wollen die Füße einfach nicht dahin, wohin ich will? Ein schlechtes Gewissen auch den Tieren gegenüber und dem Klima – denn, man kann es nicht oft genug wiederholen, alle Milcherzeugnisse samt dem geliebten Parmesan tragen zur Tierquälerei bei und zur Klimaverschlechterung. Das zeigt sich immer deutlicher.

Ich kaufe gleich das Mixgerät für die grünen Smoothies und das Buch von Victoria Boutenko »Die Vitalrohvolution«.

Und übertreibe wieder mal, wie üblich, obwohl ich es bin, die immer die kleinen Schritte empfiehlt. Mein erster Smoothie ist zwar basen-, aber so brennnesselüberschüssig, dass ich für ein paar Tage keine Lust auf den zweiten verspüre.

Der Verzicht auf Milchprodukte fällt mir nach einem halben Jahr veganer Ernährung immer noch schwer. Statt der erwarteten Leichtigkeit und Euphorie fühle ich mich schlapp und habe schlechte Laune. Das sind ja regelrechte Entzugserscheinungen! Kann es sein, dass Milchprodukte süchtig machen? (Na klar, mir fehlt das Tryptophan!) Victoria Boutenko behauptet dies ja auch von Kochkost. Gekochte Nahrung als Trostspender?

Der zweite Smoothie wird ein Knüller. Ich püriere Heidelbeeren (sind besonders gut für die Augen), eine kleine Birne, einen kleinen Apfel, eine halbe Banane, zwei Löffel Nüsse und Rosinen mit Wasser – schmeckt toll! Euphorisch geworden lasse ich gleich mal den Fingerhut voll Kaffee weg, der von den alten schlechten Gewohnheiten noch geblieben ist. Kleine Erfolge spornen an.

Über einige Wochen habe ich nun überwiegend Rohkost gegessen. Morgens tapfer einen Smoothie aus rohen Haferflocken, Banane, Trockenfrüchten und Nüssen getrunken, auf den mein Gedärm ausgesprochen rebellisch reagierte. Verspüre große Sehnsucht nach dem »Trostspender gekochte Nahrung«. Die Idee, vegane Rohköstlerin zu werden, gebe ich erleichtert auf und tröste mich mit dem Gedanken, dass ich das als Vata-Typ ja auch nicht muss, weil dessen schwaches Verdauungsfeuer durch totale Rohkost noch mehr geschwächt würde und ich mein Gemüse also ruhig leicht dünsten darf.

Der Volksmund hat wieder einmal recht: Was dem Schmied taugt, zerreißt den Schneider!

Wer soll denn nun was zu welcher Tageszeit essen und warum?

Die Verunsicherung vieler Menschen, die sich über ihre Ernährung Gedanken machen, wächst von Tag zu Tag. Auf kaum einem Gebiet gibt es so viele widersprüchliche Meinungen, sogar unter den sogenannten Experten. »Zwanzig Jahre lang habe ich Frischkornbrei und Frischkost gegessen«, schreibt eine Frau, »und es ging mir wunderbar dabei. Nun höre ich, die Vollwertkost und speziell der Frischkornbrei sollen gar nicht gesund sein! Was soll ich jetzt bloß machen?«

Frühstücken wie ein König ist auch schon nicht mehr »in«, liest man. Der Körper sei vormittags mit dem Ausscheiden beschäftigt und will deshalb bis mittags nur frisches Obst; und der Frischkornbrei liege sowieso wie ein Fußball im Magen, die Verdauungsarbeit sei so anstrengend, dass sich der Esser

nach dem Frühstück gleich wieder ins Bett legen müsse, ener-
giemäßig total auf der Strecke geblieben. Brot und gekochtes
Getreide nie zusammen; und nie vor vierzehn Uhr, sagt der
Nächste; nach vierzehn Uhr überhaupt nichts Rohes mehr,
warnt ein weiterer, denn da gärt es dann vor sich hin, weil der
Körper das Grünzeug nach vierzehn Uhr nicht mehr verdau-
en will. Es gärt vor sich hin zu Alkohol, ja gar zu Formalde-
hyd und verursacht Schnapsnasen! Nach achtzehn Uhr kein
Eiweiß, fordert wieder ein Ernährungsapostel, weil das im
Körper über Nacht fault; Getreide dagegen erlaubt er – gleich
der Folgende verteufelt wieder dieses, nur Buchweizen sei be-
kömmlich, weil der nämlich gar kein Getreide ist, wie wir ja
alle wissen, sondern ein Knöterichgewächs. Und dann wird
die »tödliche Käsestulle« apostrophiert …

Allmählich kommt mir der Verdacht, dass jeder Ernährungsapostel das ablehnt, was er ganz subjektiv nicht verträgt,
und das hochlobt, was ihm, ganz persönlich, bekommt. Lassen
wir uns also nicht verrückt machen! Dass alle Nahrungsmittel so naturbelassen wie möglich sein sollten – darin sind sich
glücklicherweise alle einig. Je mehr ich daran herummanipu-
liere, verändere, erhitze, haltbar mache, desto weniger ist das
Lebensmittel noch ein Lebensmittel und verkommt schließlich zum bloßen Nahrungsmittel.

Da ich gerade wieder mal ein Buch schreibe, nämlich dieses,
lebe ich alles andere als gesund, nämlich in einer Art Dauer-
fieber. Das Buch beschäftigt mich Tag und Nacht. Bin ich endlich eingeschlafen, wache ich nachts auf und setze mich von

drei bis fünf Uhr wieder an den Computer, weil ich gerade so gute Ideen habe. Dann bekomme ich natürlich Hunger, mache mitten in der Nacht Bratkartoffeln und trinke ein Bier – alles falsch, ich weiß –, schlafe dann aber, falls nicht Wecker oder Postbote klingeln, glatt bis neun oder zehn Uhr. Nela und Sweetie gefällt das. Nela als Spanierin ist ein Morgenmuffel, und Sweetie geht zwischendurch immer mal durch die Katzenklappe, um zu sehen, was im Wald los ist.

Es wird übrigens behauptet und könnte zutreffen, dass drei Fleischesser, die ihren Fleischkonsum halbieren, für die Tiere mehr bewirken als ein Vollvegetarier; wiederum drei Vollvegetarier mehr als ein konsequenter Veganer. Und daher meine Bitte an alle Vegetarier, Noch-nicht-Vegetarier, Veganer, Rohköstler, Tierrechtler und Sonstige: Hört auf mit der Streiterei, wer von uns es am besten macht, und haut nicht jeden in die Pfanne, der mit der Soße noch einen Klacks Sahne oder mit der Pizza ein Krümelchen Käse vertilgt und deswegen ein schlechtes Gewissen hat!

tipp

Und noch etwas: Manche Zeitgenossen entwickeln sich in Quantensprüngen, andere im Schneckentempo. Seien wir milde und tolerant gegenüber denen, die noch nicht so weit sind wie wir selbst (zu sein glauben).

Kann denn Essen Sünde sein?

Wetten, dass jede/r mal »rückfällig« wird? Vor allem dann, wenn die Latte der Ziele zu hoch gesteckt war.

Mein wichtigster Tipp: Keine Schuldgefühle entwickeln, sondern sich den Rückfall in alte Gewohnheiten liebend verzeihen.

Mein spiritueller Lehrer Osho sagte einmal, es sei besser, Fleisch zu essen, als Fleisch zu denken. Ein guter Bekannter wurde während einer Fastenwoche im Traum qualvoll von Bildern knusprigen Gänsebratens heimgesucht. Ich selbst werde sogar heute noch, nach über vierzig Jahren vegetarischer Ernährung, vom Duft gebratener Hähnchen angetörnt und habe vor allem an Meer oder See immer noch Gusto auf Fisch.

Meistens genügt es, sich das Tier – Huhn oder Fisch – als Lebewesen vorzustellen, und der Appetit vergeht. Beim Sporttauchen schwimmen die Fische neugierig neben dem Menschen her, sehen einem direkt in die Augen! Ich habe ihnen ein Gedicht gewidmet:

Kann ich essen,
was mich mit solchen Augen ansieht?

Ich kann dich nicht essen, Fisch!
Obwohl angeblich kaltblütig,
schwimmst du neben mir her,
blinzelst mir zu
mit freundlichem Auge.
Neugierig folgst du mir,
wenn ich tauche.
Hältst mich für deinesgleichen vielleicht?
Ach, ich bin nur ein hässlicher Mensch
mit weißlicher Haut,
hab nicht deine grün schillernden Schuppen,
nicht deine rotgoldene Abendkleidschleppe,
nicht die silbernen Kiemen zum Atmen.
Nur einen Schnorchel aus Plastik,
gekauft bei Hertie.

Schluss

>*Tu deinem Körper Gutes,*
>*damit deine Seele Lust hat,*
>*darin zu wohnen.«*
>
> Teresa von Avila

Schön und gut, leicht gesagt, wird mancher einwerfen. Denn die Realität zeigt nach wie vor: Weil du arm bist, musst du früher sterben!

Weder meine gesetzliche Krankenkasse noch meine private Zusatzversicherung übernehmen auch nur ein Minimum von den Kosten für die Behandlungen, die ich zum Wiedergesundwerden gebraucht habe und immer noch brauche. Marcumar hingegen, Betablocker, Schrittmacher oder ein neues Herz hätten die Kassen vermutlich problemlos erstattet. Wir haben eben immer noch trotz aller Bemühungen keine Gesundheitskassen, sondern Krankenkassen.

Statt der Boni für Manager und Aufsichtsräte müsste es endlich Boni geben für diejenigen, die sich selbstverantwortlich um ihre Gesundheit kümmern, sich mit Schüßler-Salzen, Kraniosakraltherapie oder Bioresonanz helfen lassen. Aber die werden nicht belohnt, sondern bestraft, müssen die Heilmittel aus eigener Tasche bezahlen – oder eben krank bleiben.

Ich nehme mich selbst als Beispiel. Als über Achtzigjährige könnte ich glatt das zweite oder sogar dritte künstliche Hüftgelenk beanspruchen – bezahlt von der Kasse. Alles, was ich präventiv tue, um zu vermeiden, dass ich ein künstliches Hüftgelenk brauche, muss ich dagegen selbst bezahlen. Das sind, wie wir wissen, oft gerade die Heilmittel, die ganzheitlich denkende Ärzte oder Heilpraktiker verordnen.

Mein Vorhofflimmern hat sich gebessert, aber nicht durch Marcumar und Betablocker, sondern durch natürliche Arzneien wie Crataegutt, sprich Weißdorn, das altbewährte Digitalis, sprich Fingerhut, durch Nervenpunktmassagen, Kraniosakralbehandlungen und ähnliche, von der sogenannten Wissenschaft als Humbug angesehene Methoden, aber auch durch Infusionen von unter anderem Sauerstoff, B_{12} etc. Ich leiste mir die von der Schulmedizin nicht anerkannten Nervenpunktmassagen, was der Normalbürger oder gar Hartz-IV-Empfänger eben nicht kann. Der muss schlucken, was die Pharmaindustrie ihm vorschreibt – und die will beileibe nicht, dass er gesund wird. Im Gegenteil: Nur Kranke bringen Kohle. Deshalb werden immer wieder einfache, kostengünstige gesund machende Arzneien unterdrückt – ich denke nur an den schmerzlindernden Hanf.

Ergo: Es gilt noch immer »Weil du arm bist, musst du früher sterben« oder anders ausgedrückt: »Weil du arm bist, wirst du so lange wie möglich krank, aber gerade noch am Leben gehalten.«

Das dürfen wir uns doch nicht länger gefallen lassen! Wir sind das Volk! Das haben wir doch bewiesen: Die amerikanischen Massenvernichtungswaffen, die Pershings, sind weg, die Mauer ist weg, die Wiederaufbereitungsanlage von Brennstäben in Wackersdorf ist Schnee von gestern – weil wir, das Volk, es so wollten.

Wir haben Rechte, dazu gehört das Recht auf Gesundheit. Unsere Rechte müssen wir einfordern und alles boykottieren, was diesen berechtigten Forderungen entgegenläuft, wie die Waffenexporte, die Agro-Gentechnik, die teilweise unerträglichen Zustände in Altenheimen, die ständig zunehmende Kinderarmut, die geduldete und geförderte Quälerei unschuldiger Tiere.

Als Einzelne/r bin ich zu schwach, deshalb ist es notwendig, sich in kleinen Gemeinschaften zusammenzufinden und sich dann miteinander zu vernetzen. Das scheint mir die einzige Lösung, um angesichts des allgemeinen Wahnsinns in der Welt nicht ohnmächtig zu resignieren.

Ob Christ, Buddhist, Jude, Moslem oder Atheist – jeder von uns sehnt sich nach Anerkennung und Frieden. Sämtliche Religionen predigen diese Ziele – und schlagen sich dennoch gegenseitig die Köpfe ein im Streit darum, welcher ihrer Götter nun der wahre ist.

Ständig wird uns eingetrichtert und vorgelebt, dem anderen, vor allem wenn er uns fremd ist, zu misstrauen und – besonders von den Politikern – lieber den anderen anzugreifen, bevor er uns angreifen könnte.

Konflikte werden bewusst geschürt, Kriege werden bewusst inszeniert.

Nie vergesse ich folgende Geschichte, war es Hemingway und war es in Kuba? Jedenfalls wurde ein berühmter Reporter losgeschickt, um über Unruhen zu berichten. Er kabelte an seine Zeitung: Ich komme zurück, hier gibt es keine Unruhen. Die Zeitung antwortete: Bleiben Sie dort – für die Unruhen werden wir sorgen.

So werden Kriege gemacht: »Die Macher kennen einander, ohne sich zu töten, die Opfer töten einander, ohne sich zu kennen« – das las ich einmal als Graffiti auf einer Mauer.

Dabei wäre es so einfach: »Was du nicht willst, dass man dir tu, das füg auch keinem anderen zu« – oder, um es positiv auszudrücken: »Was du willst, das man dir tu, das tu du anderen zuerst.«

Wir hätten das Paradies auf Erden.

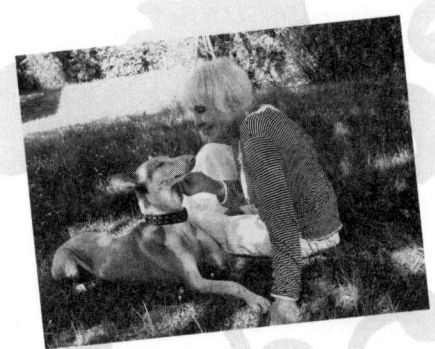

Zu guter Letzt – die Liste der berühmten »famous words«, um zwei erweitert

Ein Mann hat streng nach den Vorschriften eines gerade modernen Ernährungspapstes gelebt. Mit allen Zeichen der Unterernährung wird er ins Spital eingeliefert. Seine letzten Worte: »Aber keine Antibiotika, bitte!«

Auch der erleuchtete Meister schickt sich an, seinen Körper zu verlassen. Alle Jünger sitzen um sein Bett, gespannt darauf, welche weisen Worte der Verehrte am Ende seines Lebens wohl von sich geben wird.

Nur einer der Jünger ist in die ferne Stadt gerannt, um einen bestimmten Kuchen zu kaufen, des Meisters Lieblingskuchen. In der Stunde des Todes an einen Kuchen zu denken! Alle schütteln die Köpfe.

Die Zeit vergeht. Die Jünger warten. Der sterbende Meister schweigt. Auch er scheint zu warten. Immer wieder schaut er zur Tür – durch die schließlich der Bursche stürmt – mit dem Kuchen!

Der Meister lächelt. »Da bist du ja«, sagt er, isst mit letzter Kraft den Kuchen, lächelt wieder, meint: »Ah, dieser Kuchen ist köstlich!«, und scheidet dahin.

Zwei Menschen, zwei Arten zu sterben, aber vor allem zwei Arten zu leben! Der eine verweigert noch am Schluss, der andere genießt bis zum letzten Augenblick.

Natürlich gefällt mir der Meister besser. Der andere tut mir leid. Was für ein trauriger Abgang! »Aber keine Antibiotika, bitte …«

In Bezug auf den Kuchen frage ich in diesem Fall nicht, ob er vollwertig war.

Dank

Und das ist Manuela mit Chacho, Mitarbeiterin und inzwischen Freundin.
Ich danke dir für deine unermüdliche Geduld und Feinfühligkeit und dein Dasein überhaupt

Die Autorin

Barbara Rütting, geboren am 21. November 1927 in einem kleinen Dorf in der Mark Brandenburg als erstes von fünf Kindern einer Lehrerfamilie.

Nach dem Krieg zuerst nach Flensburg verschlagen, dann nach Dänemark.

Jobbte als Putzfrau, Kellnerin, Fremdsprachenkorrespondentin, Komparsin.

Karriere als Schauspielerin, spielte fünfundvierzig Hauptrollen in internationalen Filmen, verkörperte auf der Bühne so gut wie alle neurotischen Heldinnen der Weltliteratur.

Zunehmend engagiert in der Friedensbewegung, in Ernährungs- und Tierschutzfragen. Beendete ihre Schauspielkarriere 1982. Schrieb insgesamt zwanzig Bücher zu Gesundheits-, Tierschutz- und Umweltfragen. Seit Beginn Mitglied bei den Grünen.

Von 2003 bis 2009 Abgeordnete von Bündnis 90/Die Grünen im Bayerischen Landtag als Sprecherin für Ernährung, Verbraucher- und Tierschutz und zudem Alterspräsidentin. Legte 2009 vorzeitig aus Gesundheitsgründen und weil ihr die parlamentarische Arbeit zunehmend sinnlos erschien, das Mandat nieder. Über diese Lebensphase berichtete sie in ihrem Buch »Wo bitte geht's ins Paradies? Burn-out einer Abge-ordneten und Neuanfang«.

Lebt mit einem Hund und einem Kater in einem Dorf im Spessart und engagiert sich wieder verstärkt außerparlamentarisch.

Literaturempfehlungen

Bachler, Käthe: *Erfahrungen einer Rutengängerin.* Linz 1981.

Bahr, Frank: *Akupressur – erfolgreiche Selbstbehandlung bei Schmerzen und Beschwerden.* München 2003.

Boutenko, Victoria: *Die Vitalrohvolution.* Aachen 2010.

Birmanns, Dr. med. Jürgen: *Gesundheit aus einem Guss – meine Kneipp-Fibel.* Lahnstein 2006.

Bruker, Dr. med. Max Otto: *Cholesterin – der lebensnotwendige Stoff.* Lahnstein 1998.

Unsere Nahrung, unser Schicksal. Lahnstein 1999.

Campbell, T. Colin und Campbell, Thomas M.: *China Study. Die wissenschaftliche Begründung für eine vegane Ernährungsweise.* Bad Kötzting 2011.

Dahlke, Dr. Ruediger: *Peace Food.* München 2011.

Lebenskrise als Entwicklungschancen. München 2002.

Delias, Michael: *Die Heilnahrung.* Röthenbach-Haimendorf 2011.

Dorschner, Dr. med. Friedrich: *Krankheiten einfach heraus-waschen mit der Dauerbrause – moderne Hydrotherapie.* Calw 1991. (zzt. nur noch im Antiquariat erhältlich)

Grimm, Hans-Ulrich: *Leinöl macht glücklich.* Stuttgart 2009.

Heepen, Günther H.: *Schüßler-Salze. 12 Mineralstoffe für die Gesundheit.* München 2007. Schüßler-Salze typgerecht. München 2007.

Heimroth, Annette und Bornschein, Brigitte: *Vegan & Vollwer-tig genießen.* Weil der Stadt 2011.

Jung, Dr. phil. Mathias: *Mein Charakter – mein Schicksal?* Lahnstein 2004.

Pischinger, Alfred: *Das System der Grundregulation.* Stuttgart 2009.

Pohl, Gustav: *Erdstrahlen als Krankheits- und Krebserreger.* Langenfeld 1993.

Rütting, Barbara: *Essen wir uns gesund.* München 2008.

Lachen wir uns gesund. München 2001.

Wo bitte geht's ins Paradies? Burnout einer Abgeordneten und Neuanfang. München 2010.

Ich bin alt und das ist gut so. München 2008.

Sieper, Burkhard und Eisenmann, Michael: *Fit in die Kiste.* 2011.

Weg zur Gesundheit – Zeitschrift für Biochemie und natürliche Gesundheitspflege. Dormagen.

Wendt, Prof. Dr. med. Lothar: *Die Eiweißspeicherkrankheiten.* Lahnstein 1994.
(nur noch im Antiquariat erhältlich)

Wolffskeel von Reichenberg, Gräfin Angelika: *Die 12 Salze des Lebens.* Murnau a. Staffelsee 2010.

Adressen

Deutsche Gesellschaft für
Humanes Sterben e. V. (DGHS)
Kronenstraße 4
10117 Berlin
Briefpost:
Postfach 64 01 43
10047 Berlin
Tel.: 030 21 22 23 37-0
Mail: info@dghs.de
http://www.dghs.de/

Dignitas Deutschland
Menschenwürdig leben –
Menschenwürdig sterben e. V.
Schmiedestraße 39
30159 Hannover
Tel.: 0511 336 2344
Mail: dignitate@t-online.de
http://www.dignitas.ch/

Casa Medica –
Naturheilsanatorium Leser
Obere Augartenstraße 36
74834 Elztal-Dallau
Tel.: 06261 8 00 00
Mail: kontakt@casamedica.info
http://casamedica.info/

Gesellschaft für
Gesundheitsberatung e. V.
Dr.-Max-Otto-Bruker-Straße 3
56112 Lahnstein
Tel.: 02621 91 70 17
Mail: info@ggb-lahnstein.de
http://www.ggb-lahnstein.de

HG Naturklinik Michelrieth
GmbH
Löwensteinstraße 12–15
97828 Marktheidenfeld-Michel-
rieth
Tel.: 09394 8010
Mail: info@naturklinik.com
http://www.naturklinik.com

Institut für Baubiologie und Öko-
logie (IBN)
(Infos über geopathische Zonen
etc.)
Rupert Schneider
Holzham 25
83115 Neubeuern
Tel.: 08035 2039 / 08035 2332
Mail: r.schneider@baubiologie.de
http://www.baubiologie.de

Bauhaus Ölmühle – Das Öl mit
Stil
Kirsch & Wettermann Stiftung
Gemeinnützige Stiftung für öffent-
liche Gesundheit und Naturschutz
Schulstraße 1
36214 Nentershausen-Bauhaus
Tel.: 06627 915315
Mail: gesundsein@gmx.net
www.gesundsein.net

Arztpraxis für Naturheilverfahren
und Augentraining
Jordi Campos
Eichholzstraße 11
97839 Esselbach
Tel.: 09394 995227
Mail: info@augenschule-im-
spessart.com
http://www.augenschule-im-
spessart.com

Michael Delias
(Herausgeber der Zeitschrift
»Die Wurzel« und Autor des
Buches »Die Heilnahrung«)
Finkengasse 28
90552 Röthenbach-Haimendorf
Tel.: 09120 18 00 78
http://www.die-wurzel.de

Herbert Huber
(Heilpraktiker, Fasten-
wanderungen)
Traunsteiner Straße 9
83093 Bad Endorf
Tel.: 08053 79 50 88
Mail: herhuber@web.de
ttp://www.naturheilpraxis-
bad-endorf.de

Bildnachweis

Fotos:
Archiv LangenMüller: 62; Corbis Images, Düsseldorf: 58 (Trinette Reed); Fotolia.com: 75 (Kanusommer); Norbert Hellinger: S. 27; hgm-press: 45; iStockphoto.com: 152 (LianeM); Manuela Liebler: 149, 193; Inge Müller: 80, 175; Isolde Ohlbaum: 17; Royalty Free: 41 (Photoservice Plus), 43 (SuperStock), 86 (Imagesource); Barbara Rütting: 195; Shutterstock.com: 23 (Olivier Le Queinec), 121 (Drozdowski); 177 (aleks.k); Manu Theobald: 24

Zeichnungen:
Mascha Greune, München

Register

Abwehrkräfte 46 f.
Adrenalin 105
Allergien 34
Alzheimer 35
Angstzustände 48, 50, 66 ff.
Äpfel 37
Aroniabeeren 56
Asthma 51
Atmen 52 f.
Augenübungen 53–58
Auszugsmehl 30
Ayurveda 58 ff.

Bach, Edward 61
Bach-Blütentherapie 61 f.
Bachler, Käthe 72 f.
Bananen 85 f.
Bates, W. H. 55
Berührungen 62
Birkenbihl, Vera F. 128
Blinddarm 51
Bluthochdruck 35, 41, 53
Bornschein, Brigitte 180
Brillen 55
Bruker, Max Otto 28, 38, 176
Burn-out 17–26, 47
Butter 38 ff.

Campbell, T. Colin 35
Chi-Maschine 62 f.
Chlorid 42

Cholesterin 38
Cortison 105
Crawford, Cindy 144

Dalai Lama 62
Dauerbrause 64 f.
Depressionen 51, 53, 66 ff., 73
Derbolowsky, Udo 103
Dorschner, Friedrich 64 f.

Echinacea 76
Eiweiß 34 ff.
Entschleunigung 69 ff.
Enzyme 30
Erdstrahlen 71–75
Erkältungen 35, 75 ff.
Essenszeiten 185 ff.

Faserstoffe 30
Fasten 76, 78 ff.
Fehlernährung 28
Fette, gehärtete 40
–, natürliche 31
Fettsäuren, ungesättigte 30
Fluor 43
Freitod 81 ff.
Frischkost 31
Füße 83 ff.

Galgant 84, 90
Gallenkolik 52

Gelenke 84 f.
Getreide 31
Granatapfel 38
Grimm, Hans-Ulrich 41

Hahn, Sigmund 97
Hahnemann, Samuel 92
Hanföl 40
Heidelbeeren 56
Heilerde 88 f.
Heimroth, Annette 180
Henrich, Ernst Walter 181
Herzbeschwerden 48, 52
Herzinfarkt 35, 41
Herzkräftigung 50
Herz-Kreislauf-Probleme 89 ff.
Hesse, Hermann 155
Hildegard von Bingen 90 f., 115 f.
Hippokrates 64, 92, 118
Holunder 56
Homöopathie 91–96, 146
Huber, Herbert 80

Ingwer 84
Inkontinenz 96

Jod 43

Kalzium 34 ff.
Kapha-Typ 59 f.
Kinski, Klaus 103 f.
Kneipp, Sebastian 64, 97
Kneipp-Kur 96 ff.
Knoblauch 77, 157
Knuth, Gustav 109

Kokosfett 39
Kontaktlinsen 55
Kopfschmerzen 48, 50, 53, 99 ff.
Körperhaltung 87 f.
Kortner, Fritz 107
Krankheiten ernährungs-
  bedingte 28 f.
  –, lebensbedingte 28 f.
  –, umweltbedingte 28 f.
Kränkung 102 ff.
Krebs 35, 41, 73
Kurkuma 84

Lachen 105–110
Leinöl 40 f.
LOHAS 69
Lust, Benedict 64

Magnetfelder 71, 141
Mandelentzündungen 35
Margarine 38 ff.
Martens, Peter H. 70
McCartney, Paul 36
Meditation 68, 111 ff., 142
Mége-Mouries, Hippolyte 39
Melatonin 85
Menopause 37 f.
Migräne 48, 50, 99 ff.
Milchprodukte 34 f.
Mineralstoffe 29
Mohammed 78
Mückensehen 56
Müdigkeit 55, 73, 112
Mudras 113 f.

Nahrungsergänzungsmittel 32
Napoleon III. 39
Natrium 42
Nearing, Helen 154
Nervenkekse 115 f.
Nervosität 48, 51, 73
Neurodermitits 35
Nickerchen 117
Nierenkolik 52
Nierenschäden 35
Notfalltropfen 62
Nüsse 85 f.

Omega-3-Fettsäuren 40 f.
Omega-6-Fettsäuren 40
Osteoporose 35 ff.

Palmfett 39
Paracelsus 92
Parasco, C. 64
Paulus (Apostel) 111
Pause 117
Pezziball 151
Phyto-Östrogene 37
Phytotherapie 118–127
Pitta-Typ 59 f.
Positives Denken 127 f.

Qi-Gong 46, 129–135

Restless Legs 173
Rheuma 136 f.
Rohkost 28, 31
Rote Bete 56

Sahne 38
Salz 42 f.
Sauna 77, 137 ff.
Schildkrötenübung 101
Schlaf 77, 85
Schlaflosigkeit 48, 73, 139–143
Schlafstörung 51
Schokolade 85 f.
Schönheit 143 ff.
Schüßler-Salze 46, 57, 85, 146 ff.
Selbstakupressur 48 ff.
Senf 38
Serotonin 85
Sesam 37
Singen 148
Sojabohnen 37
Sorgen 66 ff.
Spurenelemente 29
Stress 55, 112

Tiere 148 f.
Tiereiweißfrei 178 ff.
Tinnitus 149 ff.
Tod 153 ff.
–, Leben nach dem 155 f.
Trimilin 151
Trinken 151 f.
Tryptophan 86

Vata-Typ 59 f.
Veganer 33 f., 37 ff., 178 f., 181 ff.
Vegetarier 33–38
Vegetarische Ernährung 28
Verkalkung 157 f.
Verspannungen 53

Vitamine 29, 56
Vollkornprodukte 31

Wärmflasche 159
Wasser 42 f.
Weizen 37
Wirbelsäule 62, 87, 100

Yoga 46, 68, 159–172
  Bett- 161 ff.

Zahnschmerzen 52
Zitrone 157
Zucker 30
Zuckerkrankheit 41
Zungenbelag 79
Zungenschaber 173
Zwiebeln 37, 77

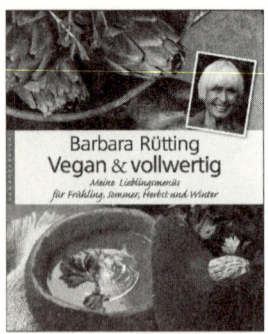
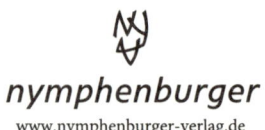